Boa Noite!
Livre-se da Insônia

250 maneiras simples e naturais para você dormir bem

O livro é a porta que se abre para a realização do homem.
Jair Lot Vieira

Boa Noite!
Livre-se da Insônia

250 maneiras simples e naturais
para você dormir bem

Barbara L. Heller

Bazar
editorial

Boa Noite! Livre-se da Insônia
Barbara L. Heller
tradução: Marina Petroff Garcia

1ª Edição 2013

© desta tradução: *Edipro Edições Profissionais Ltda.* – *CNPJ nº 47.640.982/0001-40*

Editores: Jair Lot Vieira e Maíra Lot Vieira Micales
Coordenação editorial: Fernanda Godoy Tarcinalli
Revisão: Beatriz Rodrigues de Lima
Diagramação e Arte: Karine Moreto Massoca

How to Sleep Soundly Tonight!
Copyright © 2001 by Barbara Heller
Originally published by Storey Publishing, LLC. USA

Dados Internacionais de Catalogação na Publicação (CIP)
(Câmara Brasileira do Livro, SP, Brasil)

Heller, Barbara L.
 Boa noite! Livre-se da insônia : 250 maneiras simples e naturais para você dormir bem / Barbara L. Heller; tradução de Marina Petroff Garcia. – 1. ed. – São Paulo : Bazar Editorial, 2013.

 Título original : How to sleep soundly tonight – 250 simple and natural ways to prevent sleeplessness.

 ISBN 978-85-63795-06-9

 1. Insônia – Obras de divulgação 2. Insônia – Tratamento – Obras de divulgação 3. Sono – Distúrbios I. Carvalho, Luciane B. C. II. Prado, Lucila B. F. III. Título.

13-04389

CDD-616.8498
NLM-WM 188

Índices para catálogo sistemático:
1. Insônia : Diagnóstico e tratamento:
Obras de divulgação : Medicina 616.8498

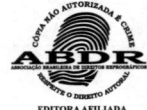

EDITORA AFILIADA

Bazar
editorial

São Paulo: Fone (11) 3107-4788 – Fax (11) 3107-0061
Bauru: Fone (14) 3234-4121 – Fax (14) 3234-4122
www.edipro.com.br

Sumário

Prefácio 7

1 Como e por que dormimos 11

2 Alterações do sono ao longo da vida 27

3 Você tem dificuldade para dormir? 45

4 Mudança de hábitos que prejudicam o sono .. 59

5 Crie um ambiente aconchegante 85

6 Estratégias de autoajuda 97

7 Relaxe, você está adormecendo... 121

8 Medicamentos naturais 147

9 Quando a autoajuda não ajuda 183

Conclusão: é hora de dar boa-noite 188

Índice remissivo 191

— *Para minha filha, Rebecca* —

Agradecimentos

Os meus mais sinceros agradecimentos aos colegas que me apoiaram: Phyllis Heller, Paula Kephart, Susan Maguire, Suzanne Massa, Zach Rosen, Barbara Ruchames, Bob Ruchames, Tess Tafte e Irene Zahava. Estou muito grata por sua generosa ajuda. Grata também a Gretchen Adams, Melissa Collins, Jessie Eisenberg, Kathy Grandison, Kristen Stiles e Janet Wilson pelas sugestões. Amo bibliotecas públicas e aprecio muito o entusiasmado auxílio do pessoal do serviço de referência da Biblioteca Pública Binghamton e da amigável e prestativa bibliotecária local, Ramona Bogart, na Biblioteca Livre Afton.

Sou grata a todos aqueles que compartilharam seus desafios de sono comigo na psicoterapia, durante as oficinas, e através da pesquisa "Mulheres Compartilham Histórias de Sono". Aprendi ainda com o trabalho do escritor e pesquisador pioneiro sobre o sono, Dr. William Dement.

Grata a toda a equipe da Storey, especialmente minhas editoras, Deborah Balmuth e Karen Levy.

Não poderia ainda deixar de agradecer à minha família: meu companheiro de sono, Alan, e minha filha, Rebecca. Embora tenha sido um verão difícil, vou lembrar quantas vezes cada um de vocês releu o manuscrito. Valorizo demais seu amor e apoio.

Prefácio

Uma boa noite de sono é um dos doces prazeres da vida. Um sono profundo e reparador fornece a base para nossas vidas ativas e nos dá energia para apreciar momentos alegres. Simplificando, um bom sono nos prepara para grandes dias.

Como psicoterapeuta e educadora nas duas últimas décadas, conversei com muitos pacientes, alunos, colegas e amigos com dificuldades para dormir. Também passei por períodos com problemas de sono. Sei que a maioria deles, provocada por estresse, viagens, doenças e mudanças físicas, é temporária. Para a insônia ocasional ou periódica, estratégias de autoajuda podem proporcionar alívio.

Este livro inclui resumos de pesquisas atuais e sugestões de como obter uma boa noite de sono. Descubra como:

- ★ Identificar obstáculos físicos e culturais para dormir
- ★ Alterar atitudes negativas sobre o sono
- ★ Avaliar os seus próprios problemas de sono
- ★ Aprender hábitos que melhoram o sono
- ★ Criar um ambiente convidativo para o sono
- ★ Aprender a relaxar com respiração profunda, meditação, ioga, visualizações e outras técnicas calmantes
- ★ Encontrar ervas naturais e medicamentos fitoterápicos sedativos
- ★ Desfrutar de receitas para tranquilos banhos de ervas, travesseiros perfumados e aromatizadores de ambientes
- ★ Decidir se deve ou não consultar um profissional

O que você tem a perder? Certamente, não mais que seu precioso sono. E o que tem a ganhar? Um sono profundo e reparador e a saúde e energia que ele proporciona. Com este livro em sua mesa de cabeceira, você vai dormir bem todas as noites!

Barbara L. Heller, Mestre em Serviço Social

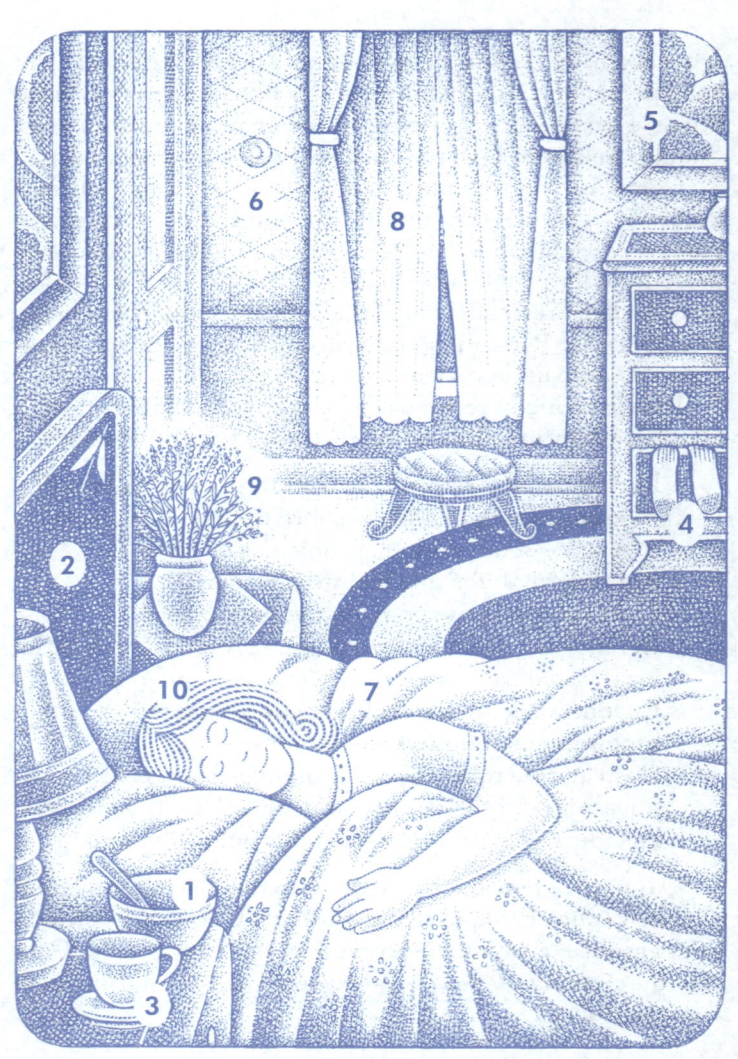

Dez coisas que você pode fazer hoje para dormir tranquilo esta noite

1. Coma uma porção de cereal ou uma fatia de pão 40 minutos antes de deitar.

2. Certifique-se de que sua cama não esteja alinhada com uma porta ou um banheiro. Não a coloque sob vigas e não guarde nada debaixo dela.

3. Tome um copo de chá de camomila ou experimente outro sedativo de ervas seguro.

4. Vista meias quentes e macias ou coloque uma bolsa de água quente perto dos pés.

5. Decore [o quarto] com obras de arte que acalmem.

6. Deixe o quarto em temperatura agradável.

7. Delicie-se com lençóis e travesseiros macios e edredom fofo.

8. Pendure cortinas para escurecer o quarto e proteger das luzes externas ofuscantes.

9. Inale o aroma de lavanda de um travesseiro perfumado, colocado entre o travesseiro normal e a fronha.

10. Depois de se aconchegar, agradeça suas bênçãos, conte as respirações, ou conte regressivamente a partir de 100.

Como e por que dormimos

Se ouvisse falar de um produto novo que garantisse mais saúde e produtividade, você o compraria? Se a academia oferecesse aulas de ginástica que melhorassem o humor e o comportamento, você se inscreveria? Existe uma atividade que pode ser praticada em quase qualquer lugar, sem qualquer custo, que oferece estes benefícios, entre outros. Esta atividade é o sono, que pode melhorar a saúde, aumentar a energia e lhe mostrar novas perspectivas.

O sono é uma função fisiológica que ajuda a alimentar a mente, o corpo e a alma. É essencial para a saúde e o otimismo. Durante o sono, ocorre a consolidação da memória, a recuperação física e o crescimento; o sono ainda ajuda a convalescer e aumentar a imunidade.

O sono saudável pode melhorar muito a vida cotidiana. Ao acordar de um sono reparador, nos sentimos renovados e prontos para encarar o dia. Além disso, estar bem descansado melhora o humor, a capacidade de aprender e a resiliência. Aumenta ainda a capacidade de comunicação, a criatividade e a concentração. Quando melhoramos a qualidade do sono, envelhecemos com qualidade.

> *[As pessoas] não conseguem sobreviver sem ar, água e sono.*
>
> THOMAZ SZASZ, DOUTOR EM MEDICINA

Priorize o sono

Durma mais! Esta ideia nem sempre é valorizada; as pessoas acabam se ocupando com outras atividades no quarto e se esquecem que o sono dá mais energia, melhora o humor, diminui a propensão a acidentes, torna-nos

Quanto tempo de sono é necessário?

Todos os dias, se você dormiu o suficiente:
- ★ Não dependerá do despertador para acordar.
- ★ Irá se sentir descansado e alerta.
- ★ Não irá cochilar lendo ou assistindo à televisão.
- ★ Não adormecerá em locais públicos, como no teatro ou na sala de aula.
- ★ Não ficará sonolento no carro – sendo motorista ou passageiro.
- ★ Não sentirá cansaço que interfira em suas atividades diárias.

menos irritáveis e aumenta a expectativa de vida. Estes benefícios também podem nos tornar mais românticos.

É comum o sono ser considerado algo certo; as pessoas só percebem quando alguém não dormiu o suficiente. Familiares, amigos e colegas de trabalho podem comentar algo do tipo: "Esta manhã, parece que você caiu da cama". Em alguns ambientes, a exaustão parece sinal de distinção.

A Comissão Americana de Pesquisa dos Distúrbios do Sono afirma que "a privação de sono nos Estados Unidos é grave e tem sérias consequências". A falta de sono diminui a produtividade, eficiência, concentração, capacidade de tomar decisões e a imunidade. Quando constante, pode aumentar a gravidade do diabetes, da obesidade, hipertensão e dos distúrbios relativos à idade. A sonolência está relacionada a acidentes na estrada, no ar, nos hospitais e em usinas nucleares. Os resultados da combinação de privação de sono e condução de veículos podem ser tão perigosos e fatais quanto dirigir embriagado.

Por outro lado, o sono profundo traz benefícios físicos, psicológicos e espirituais. William Dement, médico, doutor em medicina, autoridade em sono e distúrbios do sono, afirma: "Foi empiricamente provado que o sono saudável é o determinante mais importante no prognóstico da longevidade, mais influente que a dieta, os exercícios, ou a hereditariedade".

O sono também pode ser crucial para o bem-estar espiritual. Clark Strand, escritor e ex-monge budista, destaca o sono entre as sete práticas que nos ajudam a ter uma vida mais feliz. Ele diz que "o sono é indispensável para a experiência de 'plenitude' em nossas vidas. É a base para a clareza de consciência durante o tempo que estamos acordados e determina mais que qualquer outro fator a qualidade global de nosso cotidiano". Valorize o sono e estará se preparando para seu melhor desempenho.

O ritmo do sono

O *American heritage dictionary* define o sono como "um estado natural e periódico de descanso mental e físico, no qual os olhos geralmente se fecham e a consciência está completa ou parcialmente desativada, de modo que ocorre uma diminuição no movimento corporal e na resposta a estímulos externos". Embora o adjetivo sonolento possa significar inativo, o sono é, na verdade, uma condição ativa.

Existem dois tipos básicos de sono. O sono com movimento não rápido dos olhos (não REM [*Rapid Eye Movement*]), que, como o nome sugere, é caracterizado por pouco ou nenhum movimento dos olhos. As mudanças físicas que ocorrem durante o sono não REM incluem a desaceleração da respiração e do ritmo cardíaco. O sono não REM ocorre em quatro estágios segundo a progressão de sua profundidade. Ao adormecermos, entramos no estágio 1 do sono REM. Passamos o período mais longo do tempo de sono no estágio 2 não REM. Os últimos dois estágios não REM, 3 e 4, marcam os níveis mais profundos do sono, mas duram apenas 20% do tempo total.

Os sonhos ocorrem durante o sono REM, estágio marcado pelo movimento característico dos olhos, que pode ser percebido ao observarmos o adormecido. A maioria das pessoas tem quatro ou seis períodos REM de duração crescente durante a noite. Paradoxalmente, o sono REM é ao mesmo tempo o estágio do sono mais ativo e mais inativo. As pessoas experimentam muitas mudanças fisiológicas, incluindo o aumento da pressão arterial, da pulsação e da respiração, ereções e aumento da temperatura corporal. Durante o sono REM, porém, os músculos ficam temporariamente paralisados. Esta paralisia do sono é uma forma de proteção fisiológica contra o perigo potencial e os danos que poderíamos sofrer se representássemos nossos sonhos.

O sono tem um padrão rítmico. Em uma noite normal, adultos oscilam entre o sono REM e o não REM em padrões regulares. O sono REM ocorre aproximadamente a cada 90 minutos. Durante este ciclo, as pessoas entram progressivamente em estágios mais profundos de sono não REM e depois voltam por estes estágios até entrarem novamente no sono REM.

O relógio biológico

Mesmo sem mostrador e ponteiros, existe um relógio biológico que regula as principais funções corporais. Um pequeno grupo de células cerebrais, próximo aos nervos ópticos, é descrito como nosso relógio interno biológico, que rege as complexas conexões cíclicas de temperatura, hormônios, humor, apetite, estado alerta e outras funções fisiológicas.

As atividades comandadas pelo relógio biológico seguem um padrão de 24 horas,

Comemos, pensamos, exercitamo-nos, acordamos e dormimos melhor quando obedecemos ao nosso relógio biológico.

Dr. William Dement

A antecipação como um despertador

A sua intenção de despertar às 6 da manhã permite abrir mão do despertador? Algumas pessoas acordam num horário específico apenas ao pensar nisso. Pesquisadores alemães descobriram que, ao planejar despertar num determinado horário, as pessoas experimentaram a afluência de um hormônio da "pontualidade" aproximadamente uma hora antes do horário planejado. Se for tentar isso em casa, coloque o despertador para 10 minutos após a hora marcada, para o caso de seu relógio interno não funcionar.

chamado de ritmo circadiano (derivado do latim, *circa*, que significa aproximadamente, e *dian/dies*, dia). Cientistas descobriram que o relógio biológico tende a funcionar de 10 minutos a uma hora além das 24 horas. Quais são as implicações desta programação?

O relógio interno regula nosso estado de alerta, portanto, para estar saudáveis e atentos, precisamos coordenar o relógio biológico com o relógio e o calendário cultural. A luz é o principal fator externo que influencia este ritmo natural. O cérebro também se baseia no contato social, na regularidade das refeições e dos horários de sono, e em

O timing ideal

O campo relativamente novo da cronoterapia baseia-se na crença de podermos melhorar a saúde coincidindo as intervenções médicas com os ritmos circadianos. Pesquisadores sabem que existem momentos do dia em que os seres humanos estão mais propícios a certas condições. Por exemplo, um número maior de ataques cardíacos e derrames ocorre na parte da manhã, mais do que em qualquer outro horário do dia. É possível sincronizar tratamentos médicos com os relógios biológicos, otimizando os efeitos das medicações e os procedimentos médicos.

> *As tarefas mentais complexas podem levar o dobro do tempo para serem finalizadas quando se está cansado. Se quiser ser produtivo amanhã, dormir oito horas esta noite é mais importante que dobrar a última leva de roupas lavadas.*
>
> CHERYL CHARDSON,
> TERAPEUTA E ESCRITORA

outras influências externas para manter um cronograma de 24 horas. Iluminação insuficiente e a falta de sono podem perturbar os ritmos circadianos. A melhor maneira de manter nosso relógio biológico em sintonia é observar esquemas de sono compatíveis e de exposição à luz matinal e escuridão da noite.

Débito nacional de sono

Um adulto normalmente precisa de sete a nove horas de sono para ter bom desempenho. Isto varia com a idade, gênero e fisiologia pessoal. Cerca de um terço dos americanos dorme seis horas e meia ou menos. Nos dias comerciais, apenas 35% dos adultos dormem as oito horas, ou mais, recomendadas por noite. Considerando que mais de 50% dos americanos acordam às 6 horas da manhã, ou mais cedo, para a maioria dos adultos as luzes deveriam apagar antes das 22 horas. A redução de sono é um desenvolvimento cultural relativamente recente. Antes do advento da eletricidade, as pessoas acordavam de madrugada e iam dormir ao pôr do sol. Na virada do último século, o americano médio dormia aproximadamente nove horas por noite.

O nível de alerta durante o dia é um dos indicadores mais importantes de um sono adequado. Especialistas em sono concordam que a maioria das pessoas precisa de 40 a 90 minutos a mais de sono para ficar totalmente alerta e melhorar o desempenho e a saúde.

Quando nossos ciclos de sono são reduzidos, fisiologicamente ou por opção, ficamos privados de sono. Terapeutas do sono cunharam o termo "débito de sono" para descrever como funciona a privação de sono. "Cada um de nós mantém uma conta-corrente pessoal de sono", explica James Maas, professor-doutor da Universidade de Cornell e autor de *Power sleep*. "O tempo de sono representa um depósito ou um ativo, o tempo acordado é uma retirada ou um débito".

"A maioria das pessoas precisa fazer um depósito de pelo menos oito horas de sono para cancelar o débito decorrente de 16 horas contínuas acordado." O débito de sono é cumulativo. O paradoxo é que, tentar recuperar o sono perdido dormindo duas horas a mais pode, de fato, causar problemas subsequentes de sono.

Matutino e notívago

A hora de ir dormir e de acordar é importante. Você é um "madrugador" (tipo matutino) ou uma "coruja" (notívago)? Os matutinos funcionam melhor logo cedo, enquanto os notívagos ainda dormem; naturalmente, o horário ideal para esses é à noite. Podemos atribuir os provérbios "Deus ajuda quem cedo madruga" e "Cedo na cama, cedo no batente, faz o homem saudável, próspero e inteligente" às pessoas de hábitos matinais. Pesquisas sugerem que apenas 20% da população estão num desses extremos. É importante, porém, conhecer sua tendência: em que momento do dia está mais alerta? Use esse horário para lidar com tarefas criativas ou difíceis. Deixe o resto do tempo para atividades menos desafiadoras.

Você come, em sonhos, o manjar do dia.

ALEXANDER POPE

O significado dos sonhos

A maioria das pessoas sonha pelo menos duas horas por noite. Nossos sonhos são ricos em imagens e emoções. Algumas vezes acordamos quase sonhando, com uma visão difusa apenas. Outras vezes, acordamos com o coração batendo forte e imagens de pesadelo. Embora haja quem afirme jamais sonhar, na verdade esta pessoa apenas não se lembra do sonho.

Qual é a função dessas ilusões desconcertantes? Através da história, povos procuraram significados pessoais e comunais para os cenários oníricos. Várias teorias enfatizam que o propósito do sonho é proteger o sono, revelar algo para nós mesmos, ocultar ideias da mente consciente, consolidar a memória e a resolução de problemas, e livrar-se de fragmentos do dia.

Função psicológica

Os sonhos servem uma função psicológica; são "o caminho real para o inconsciente", como Sigmund Freud escreveu há mais de cem anos. Ele acreditava que o significado latente dos sonhos focava impulsos pessoais ou "a gratificação imaginária dos desejos inconscientes", que eram geralmente sentimentos sexuais reprimidos. Carl Jung teorizou que os sonhos são construídos não só a partir de imagens pessoais, como também de arquétipos, símbolos de um inconsciente coletivo maior. Suas interpretações dos sonhos derivam da mitologia, religião, espiritualidade e símbolos culturais.

Função fisiológica

Sonhar também tem uma função fisiológica. Neurocientistas modernos postulam que os sonhos são o resultado da queima aleatória de neurônios. Durante o sonho, livramo-nos de memórias desnecessárias; o sonhar age essencialmente como um mecanismo de autolimpeza do cérebro. Quanto mais estudamos, aprendemos e resolvemos problemas durante o dia, mais tempo passamos em sono REM e sonhando. Crianças em desenvolvimento passam grande parte do tempo em sono REM. Um estudo com idosos revelou que aqueles que passam mais tempo em sono REM também têm mentes mais ativas e melhor memória.

Insight e compreensão

Você acredita que os sonhos podem ajudá-lo a compreender a vida e o mundo a sua volta? Então você pode usar seus sonhos como um

> *Eu me lembro dos meus sonhos todas as manhãs, mas se não anotá-los eles voam para longe, retornam para o seu próprio mundo.*
>
> AMY TAN, ESCRITORA

trampolim para explorar sua mente. A Dra. Gayle Delaney, autora de *O livro de ouro dos sonhos*, pergunta "Como utilizar os *insights* que teve ao perceber as metáforas dos sonhos que se relacionam com sua vida acordado?"

Acho que todo impulso criativo do escritor ou artista de qualquer tipo vem do país obscuro e antigo de onde vêm os sonhos.

ANNE RIVERS SIDDONS

Os sonhos podem prever o futuro?

Alguns terapeutas acreditam que os sonhos podem ser um sinal de alerta precoce de enfermidade. Um estudo russo descobriu que algumas vezes os sonhos localizam uma doença antes do diagnóstico. Mas os sonhos de doença também podem ser um sinal de ansiedade. No livro *The promise of sleep*, o Dr. William Dement relata um exemplo pessoal. Ele sonhou que recebeu um diagnóstico de câncer de pulmão. Na época, ele era um fumante inveterado e o sonho foi o incentivo para abandonar o cigarro. Para o Dr. Dement, o sonho previu uma possibilidade, mas não um acontecimento. Agora ele acredita que o sonho lhe deu uma segunda chance.

2

Alterações do sono ao longo da vida

Enfrentamos diferentes desafios de sono durante nosso ciclo de vida. Gênero, idade, responsabilidades e até a época do ano podem afetar a qualidade do sono. Bebês e crianças pequenas têm períodos de sono mais longos e profundos. Na adolescência, o sono é perturbado pelo aumento de obstáculos culturais e físicos.

As exigências diárias na escola, no trabalho e em casa aumentam com a idade e parecem conspirar contra uma noite bem dormida. O sono das mulheres pode ser afetado por flutuações hormonais durante os anos reprodutivos. Homens e mulheres idosos enfrentam mudanças fisiológicas e culturais que tornam o bom sono mais difícil.

O sono das crianças

É certo que os bebês dormem muito, mas nem sempre quando os pais desejam. O recém-nascido médio dorme de 15 a 20 horas por dia, com intervalos geralmente variando de duas a quatro horas. Vicky Lansky, no livro *Getting your child to sleep*, explica que durante os primeiros seis meses de vida do bebê, os padrões de sono são em grande parte um reflexo do desenvolvimento biológico, ou seja, os bebês dormem quando estão cansados e acordam quando estão com fome.

Mas os padrões de sono e as dificuldades, como acordar durante a noite, a enurese e os pesadelos, afetam mais seus cuidadores.

Lansky encoraja pais inexperientes: "O bom sono da criança não reflete as habilidades paternas ou a docilidade do bebê. Tente não equiparar o sono com felicidade ou superioridade.".

Iluminação noturna

A conveniência de um antigo recurso dos pais contra os medos noturnos, a iluminação noturna, vem sendo questionada. Um estudo preliminar realizado na Universidade da Pensilvânia concluiu que crianças expostas à luz enquanto dormem têm cinco vezes mais chances de desenvolver miopia que as que dormem no escuro.

Embora esses resultados não tenham sido duplicados em dois estudos seguintes, pesquisadores apontam que estudos em animais provaram uma ligação entre o desenvolvimento do olho e os ciclos de luz/escuridão. Assim, alguns especialistas aconselham os pais a diminuir a exposição das crianças à luz artificial durante a noite.

O padrão de sono de bebês e crianças pequenas muda naturalmente com o tempo, já que a necessidade de sono diminui gradualmente. Crianças dormem de 10 a 12 horas por noite e este padrão decresce quando deixam os cochilos regulares diários. Os pais precisam entender e se adaptar a estas fases. É possível melhorar o sono da criança (e o seu também) proporcionando um ambiente favorável e reforçando hábitos noturnos positivos.

Os pais em casa

Se você está em casa com as crianças durante o dia, tire uma soneca com elas. Não use esse tempo para colocar as tarefas em dia, ou estará exausto ao final do dia.

Acalme, não estimule

O seu bebê gosta de Bach? A música é mágica para pais de crianças irritadas. Canções de ninar acalmam tanto os bebês quanto seus cuidadores. Acrescente ainda composições clássicas e sons das ondas do mar e da natureza para incentivar o sono da criança. Muitas unidades neonatais usam suaves canções de ninar combinadas com o som de batimentos cardíacos humanos para acalmar os bebês chorões e fazê-los dormir.

Por outro lado, a televisão pode ser estimulante. Crianças que passam muito tempo assistindo à TV, especialmente na hora de dormir, podem resistir mais ao sono e ter mais problemas para dormir. A diretora de estudos Judith Owens, médica e doutora em saúde pública, da Universidade de Brown, diz que "muitos pais não entendem esta relação e acreditam que se a televisão funciona como sedativo para adultos, o mesmo ocorre para as crianças. Um pouco de televisão à noite é aceitável. Só não deixe que ela faça parte da hora de dormir das crianças". Música alta, interação com irmãos mais velhos e o uso do computador também devem ser limitados.

Estabelecimento de rotinas noturnas

Dennis, o Pimentinha, reclama: "Só porque estou com sono não significa que quero ir para a cama". Crianças não equiparam can-

> *Adeus, querida criança. Desejo-lhe um bom sono e uma boa digestão. Não conheço nada melhor para desejar àqueles que amo.*
>
> LOUISE HONORINE DE CHOISEUL, ESCRITORA FRANCESA DO SÉC. 18

saço com sono; os adultos devem ensiná-los a fazer esta associação. Na infância, a hora de dormir pode ser relaxante para pais e filhos e proporcionar um momento especial de convivência. A expectativa de uma rotina noturna ajuda a criança a se preparar para dormir. Especialistas em cuidados dos pais concordam que a previsibilidade faz a vida das crianças mais controlável. Contar uma história ou ler um livro após o banho, o aconchego de uma companhia reconfortante, como o ursinho de pelúcia favorito ou o cobertorzinho, ajudam seu filho a pegar no sono.

Porém, a hora do boa-noite com frequência se torna um pesadelo. Como responder ao terceiro pedido da criança por um copo d'água? Pesquisadores pediátricos recomendam uma técnica comportamental para lidar efetivamente com este hábito frustrante. As crianças têm autorização a beber água e a ir ao banheiro uma vez após a luz ser apagada. O estabelecimento de limites e regras claras num contexto amoroso e compreensivo torna a hora de dormir mais agradável para todos.

Adolescentes cansados

Os adolescentes têm o maior débito de sono. Na adolescência é comum as escolhas de estilo de vida competirem com as necessidades fisiológicas. A perda de sono afeta negativamente o aprendizado e o desempenho acadêmico dos adolescentes. Estudos demonstram que para funcionar bem, eles precisam de 9 a 10 horas de sono por noite, mas a maioria dorme em média apenas 6. É importante que pais e professores percebam que adolescentes sonolentos não são necessariamente preguiçosos. Eles precisam de um tempo extra para se restabelecer. A Fundação Nacional do Sono americana relata que 60% dos jovens com menos de 18 anos reclamam de cansaço durante o dia.

Os padrões de sono dos adolescentes também são biológicos e não só culturais. Estima-se que 80 a 90% dos jovens sejam notívagos. Pesquisadores do sono dizem que os adolescentes experimentam uma mudança fisiológica natural no ritmo circadiano, um atraso no relógio biológico interno. Mesmo se estiverem cansados durante o dia, sua vontade de dormir cessa às 19h30 e leva horas para voltar. Isto quer dizer que o esquema noturno desejado pelo adolescente tem base fisiológica.

Os adolescentes geralmente tentam recuperar o sono perdido no final de semana, mas existe uma desvantagem neste hábito. Acordar aos sábados e domingos, 2 ou 3 horas mais tarde que nos dias de aula pode dificultar o despertar na volta à rotina semanal.

Os horários escolares também entram em conflito com o ritmo natural de sono dos adolescentes. Mais de um estudo demonstrou que aqueles que começam a estudar duas horas mais tarde do que habitualmente têm um desempenho melhor nas avaliações acadêmicas. Escolas com horários de início de aula mais tardio relatam notas melhores e menos problemas disciplinares. Ademais, a privação de sono aumenta as chances de acidentes de carro e pode predispor o adolescente a distúrbios de sono, além de predispor mais a uso de drogas e à agressão, segundo pesquisa.

Quando juntamos a tendência natural notívaga do adolescente à incrível lista de atividades competindo por sua atenção, compreendemos por que há corte das horas de sono. Muitos adolescentes conciliam uma agenda escolar cheia, lição de casa, trabalho em tempo parcial, esportes e outras atividades extracurriculares.

Seus lares também estão repletos de jogos e atividades atraentes. No passado, crianças aproveitavam um tempo extra à noite lendo um livro com uma lanterna, sob as cobertas; agora existem alternativas tecnológicas. Mais de um pai descobriu o filho adolescente conversando *on-line* de madrugada. A Fundação Nacional do Sono americana adverte que estudar e jogar no computador antes de dormir é estimulante, assim como tentar dormir com um computador ou televisão cintilando no quarto. Para o bem de seus filhos, os pais devem definir limites.

João e Maria foram... dormir

Os ciclos noturnos de sono REM e não REM são semelhantes em ambos os sexos, mas mulheres e homens estão sujeitos a diferentes desafios. Alguns especialistas acreditam que as mulheres precisam dormir mais que

> *Quem não gosta de adormecer com a chuva caindo no telhado e o vento soprando nas paredes, seco e aquecido numa cama confortável?*
>
> SENA JETER NASLUND,
> ESPOSA DE AHAB

os homens. "Se um homem e uma mulher dormirem a mesma quantidade de horas é provável que a mulher sofra de privação de sono", afirmam Allen Frances e Michael B. First, médicos, autores de *Your mental health: a layman's guide to the psychiatrist's bible.*

As mulheres são duas vezes mais propensas que os homens a dificuldades para dormir ou conservar o sono, e uma porcentagem maior de mulheres relata não se sentir revigorada ao acordar. Uma mulher solteira, mãe ou idosa, pode ter problemas de sono devido à flutuação hormonal. Mais da metade das mulheres que responderam a uma pesquisa nacional relataram perturbações no sono em pelo menos dois ou três dias de todo ciclo menstrual. De acordo com a mesma pesquisa, sintomas pré-menstruais perturbaram o sono de pelo menos 25% das mulheres na semana anterior à menstruação.

A gravidez é uma experiência muito cansativa. Quase 80% das mulheres grávidas reclamam que o sono ficou pior com a gravidez. Enjoos matinais, câimbras nas pernas, azia e o aumento do tamanho e dos movimentos fetais interferem no sono. Parece que a privação de sono é uma preparação para os cuidados do recém-nascido: uma nova mãe pode perder até 700 horas de sono antes do primeiro aniversário do bebê.

A menopausa apresenta seus próprios desafios. A flutuação dos níveis de estrogênio interfere no controle da temperatura interna do corpo. Calorões e sua contrapartida, suores noturnos, atormentam muitas mulheres na menopausa. Ondas de calor seguidas de calafrios, após a evaporação do suor, podem despertar a mulher durante a noite; pode ser necessário trocar a camisola ou a roupa de cama. Mudanças de humor e palpitações também podem manter a mulher acordada nesta fase.

Em comparação com as mulheres, os homens roncam mais e são oito vezes mais propensos a desenvolver a apneia, um distúrbio de sono grave associado ao risco de ataque cardíaco e derrame (p. 50). Problemas de próstata, comuns nos homens idosos, contribuem para o aumento de interrupções do sono, para urinar. Eles ainda têm uma taxa muito maior de distúrbios comportamentais do sono REM, um problema raro, mas grave, no qual o sonâmbulo corre o risco potencial de ferir a si mesmo ou aos outros.

Os pais de crianças pequenas, cuidadores de pais idosos e doentes, pessoas que trabalham fora e são responsáveis por grande parte do trabalho doméstico, ou aqueles que trabalham longas horas, podem se tornar vítimas do aspecto cultural da privação do sono. Muitas pessoas, especialmente mulheres, reduzem o tempo de sono na tentativa de dar conta de tudo.

Desafios do sono para os idosos

Verdadeiro ou falso? Os idosos não precisam dormir tanto quanto dormiam quando jovens. Isto é falso.

É um mito dizer que os mais velhos não *precisam* dormir tanto, mas é verdade que não o *fazem*. Por quê? A *American Sleep Disorders Foundation* diz que "o envelhecimento torna o sono mais frágil, mesmo em idosos saudáveis". Apesar da demanda diminuir com o tempo, os idosos enfrentam obstáculos fisiológicos ao sono.

Idosos têm um sono mais fragmentado. Uma pessoa de 60 anos desperta mais de 20 vezes durante a noite; um jovem acorda a metade. Muitas destas vezes são breves e inconscientes, apesar de contribuírem para a fadiga diurna. Os Institutos Nacionais de Saúde estimam que distúrbios do sono afetam mais de 50% das pessoas com mais de 65 anos que moram em casa, e dois terços dos idosos, em instituições.

Os idosos têm ainda um sono menos profundo (estágios 3 e 4 não REM). Além disso, os problemas de sono são geralmente um efeito colateral de outras doenças mais comuns no envelhecimento, incluindo artrite, osteoporose, problemas de próstata, úlceras, azia, dor crônica, depressão e tristeza.

Mas a boa notícia é que o sono dos idosos pode ser mais gratificante. As manchetes sobre saúde anunciam: "Psicoterapia supera soníferos na pesquisa sobre insônia na terceira idade". Um estudo importante, que compara tratamentos psicoterápicos e medicamentosos para a insônia em pessoas com mais de 65 anos, descobriu que a terapia cognitivo-comportamental foi mais eficiente. A terapia focou hábitos básicos de sono, como ir para a cama quando se sentir cansado, não assistir à televisão na cama e acordar todos

Desde o café da manhã, o dia inteiro, fico com amigos no lar reconfortante: mas toda noite viajo para o estrangeiro, para a terra de Nod, esse mundo distante.

ROBERT LOUIS STEVENSON

os dias no mesmo horário. Surpreendentemente, aqueles que participaram apenas das sessões de aconselhamento em grupo conquistaram mais melhorias em seus padrões de sono que o grupo que recebeu uma combinação de medicamentos e terapia. Estes resultados são muito significativos, pois a maioria das prescrições de soníferos é dada a idosos.

Estudos demonstram que idosos podem se acalmar para dormir com aromaterapia, música ou acupressão. O exercício diário também é importante. Uma pesquisa do Instituto Gallup de 1988 descobriu que aposentados ativos tiveram menos problemas de sono que os sedentários. Além disso, muitos terapeutas encorajam idosos a tirar uma soneca para suplementar as horas de sono.

As estações do sono

Os padrões de sono mudam com as estações do ano, assim como com as fases da vida. O novo ano pode propor decisões, mas muitos não têm energia para enfrentá-las – estão cansados dos dias curtos e das consequências dos feriados. Algumas pessoas são tão afetadas pela privação de luz solar que desenvolvem o distúrbio afetivo sazonal, uma forma de depressão clínica.

Ah, mas quando finalmente chegam os dias quentes da primavera! O bom sono pode persistir até a chegada do... horário de verão. Estatisticamente, o que mais afeta nosso ciclo sazonal de sono é adiantar o relógio uma hora. Estudos revelam um aumento nas taxas de mortalidade e de acidentes de trânsito nas semanas seguintes à "hora perdida". A mudança também afeta negativamente o mercado internacional de ações. Na segunda-feira posterior à adoção do "horário de verão", as quedas são de duas a cinco vezes maiores que na média.

Stanley Coren, em seu livro *Ladrões de sono*, apresenta um argumento convincente ao dizer que "60 minutos a mais na cama parecem ser um pequeno investimento, mas é claro que, na nossa condição de débito de sono, ele paga grandes dividendos". Você pode colher a recompensa programando um sono adicional na semana depois de adiantar o relógio para o horário de verão.

Depois, chega o bom e velho verão quando a vida é fácil. Muitas pessoas sentem mais energia e ficam mais ativas na época de maior insolação, mas outras perdem o sono por conta do calor e da umidade. O sono nas férias pode ser delicioso, mas também pode ser perturbado pela necessidade de adaptação a viagens e novos horários.

O outono completa o ciclo. É quando reajustamos os padrões de sono para acomodar

Alergias da primavera

Na primavera, não faltam novas esperanças e atividades, que podem ser acompanhadas de novos alérgenos. As alergias sazonais e os medicamentos para tratá-las podem nos roubar o sono. Os antialérgicos vendidos sem receitas podem conter anti-histamínicos, descongestionantes ou uma combinação de ambos. Anti-histamínicos (p. 185) podem provocar efeitos colaterais negativos junto com sonolência; os descongestionantes, que contêm pseudoefedrina, podem elevar a pressão arterial e a pulsação e dificultar o sono.

horários escolares e de trabalho. Mesmo ganhando uma hora de sono ao atrasar os relógios no outono, nossa energia pode declinar com o aumento de horas de escuridão. Muitas pessoas relatam perda de sono quando começam a se preparar para as férias.

Você percebe alguma mudança no seu padrão de sono ao longo do ano? A consciência da sequência de sono sazonal pode ajudá-lo a identificar e corrigir os problemas de sono antes de entrar em crise.

Acordo de manhã dividido entre o desejo de salvar o mundo e desfrutá-lo.

E. B. WHITE

3

Você tem dificuldade para dormir?

É difícil pegar no sono com a mente agitada com pensamentos e preocupações do dia? Você rola na cama, desperta muitas vezes e acorda cansado? Você se arrasta durante o dia com pouca energia? Se você tem quaisquer desses sintomas, não está sozinho.

Segundo a Fundação Nacional do Sono americana, dois terços dos americanos reconhecem ter problemas com o sono. Estima-se que aproximadamente 95% dos distúrbios de sono não são diagnosticados; quando não tratados adequadamente, podem se tornar graves.

Se a dificuldade de ter uma boa noite de sono for persistente, se sofre de fadiga diurna, se os familiares reclamam do seu ronco e de outros hábitos relacionados ao sono, ou se você apresentar quaisquer dos sintomas descritos abaixo, é hora de uma avaliação médica. Além do exame físico completo, poderá ser encaminhado para um tratamento numa clínica especializada. Consulte seu médico para uma avaliação e tratamento.

Muitos obstáculos físicos, psicológicos e culturais nos impedem de conseguir um sono reparador. Este capítulo irá ajudá-lo a avaliar os problemas utilizando o diário do sono. Ele descreve ainda os sinais e sintomas de distúrbios de sono comuns e listas de doenças, problemas e atitudes que podem afetar negativamente o sono.

Mantenha um diário do sono

O primeiro passo para melhorar o sono é manter um controle dos padrões e do nível de satisfação com a quantidade e qualidade do sono. Esta avaliação pode ajudá-lo a escolher possíveis soluções para chegar a um sono reparador. Ela também pode ser útil para o acompanhamento médico, caso as estratégias pessoais não sejam suficientes para resolver o problema.

Descreva o problema

Responda as seguintes perguntas para avaliar seu problema de sono.

1. Há quanto tempo você tem dificuldade para dormir?
2. O problema se repete todas as noites?
3. Como essas dificuldades afetam seu desempenho diário?
4. Que mudanças e tensões você enfrenta atualmente?
5. O seu sono é diferente nos finais de semana ou nas férias?

Eu tenho três fobias que, pudesse eu silenciá-las, tornariam minha vida tão suave quanto um soneto, mas tão tediosa quanto água parada. Odeio ir para a cama, odeio me levantar e odeio estar só.

TALLULAH BANKHEAD

Avalie seu sono

Anote suas respostas para as seguintes questões, todos os dias, durante duas semanas.

1. A que horas você foi dormir na noite passada?
2. Quando tempo demorou para pegar no sono?
3. Você acordou durante a noite? Quantas vezes? O que fez quando acordou (ficou na cama, foi ao banheiro, fumou, comeu, ficou preocupado)? Quanto tempo demorou para conseguir voltar a dormir?
4. Quantas horas, no total, dormiu na noite passada?
5. A que horas se levantou esta manhã?
6. Usou o despertador?
7. Numa escala de 1 (ainda cansado) a 5 (descansado), como se sentiu ao acordar?
8. Tirou uma soneca hoje? Quando e por quanto tempo?
9. Tomou remédios hoje? Quanta bebida alcoólica e cafeína consumiu? Você fumou?

10. O que comeu hoje? Quando e durante quanto tempo se exercitou?
11. Como está se sentindo hoje? Está ansioso, deprimido, irritado, esquecido ou desastrado?
12. Numa escala de 1 (sonolento ou cansado) a 5 (cheio de energia), como avalia seu desempenho no dia de hoje?

Problemas de sono comuns

O Dr. William Dement afirma que sua "descoberta mais significativa é que a ignorância é o pior de todos os problemas de sono". Profissionais da saúde classificaram mais de 80 distúrbios relacionados ao dormir e ao despertar. Descrevo a seguir os mais comuns.

Insônia

A insônia, a incapacidade de adormecer e continuar dormindo, é o problema mais comum. Profissionais que trabalham com transtornos do sono diferenciaram muitos tipos de insônia baseados em causas físicas, psicológicas e na duração do problema. Muitos insones podem ser ajudados com uma combinação de tratamentos naturais. Para outros, o debilitante ciclo crônico da insônia pode ser rompido com o uso, por um curto período de tempo, de soníferos prescritos.

Apneia do sono

Este transtorno afeta 20 a 30 milhões de americanos. Trata-se literalmente de uma parada respiratória, na qual a pessoa pode roncar e ofegar, por parar e recomeçar a respirar muitas vezes durante a noite. A apneia é mais comum em idosos, homens acima do peso que roncam, mas também afeta mulheres e jovens. A doença está associada com a pressão arterial e outros problemas cardíacos.

Os doentes podem encontrar alívio com o aparelho de pressão positiva contínua das vias aéreas (CPAP), utilizado durante o sono para combater a falta de ar, forçando o ar para dentro do nariz. Outros tratamentos incluem medicamentos, que auxiliam a respiração noturna e mudanças de comportamento, como perda de peso e limitação no consumo de álcool antes de dormir. Em casos extremos, os médicos podem recomendar uma cirurgia para remover ou diminuir o excesso de tecido na boca e garganta.

Noite sem dormir. A terceira de uma série. Caí em sono profundo, mas acordei depois de uma hora, como se tivesse colocado a cabeça no buraco errado.

FRANZ KAFKA

Narcolepsia

A narcolepsia é um distúrbio neurológico crônico que tende a ocorrer em famílias e produz sonolência excessiva, "crises de sono" diurnas e cataplexia, ou perda de controle muscular devido a emoções fortes. É óbvio que este distúrbio pode ser bastante perturbador. Uma combinação do uso de medicamentos (geralmente estimulantes e/ou antidepressivos) e mudanças de comportamento (incluindo a adoção da sesta) pode ajudar a aliviar alguns dos desafios da narcolepsia.

Síndrome das pernas inquietas

Esta doença se caracteriza por reações e sensações físicas claramente desconfortáveis — movimentação, formigamento ou dor — que perturbam o sono, mas que também podem ocorrer durante as atividades diurnas. Os pacientes podem ter alívio temporário com movimento, massagem ou ducha. O movimento periódico das pernas, uma síndrome relacionada, é caracterizado por espasmos e puxões na perna durante a noite, fortes o suficiente para acordar a pessoa ou um companheiro.

Outros problemas

Outras doenças que podem perturbar o sono são: o sonambulismo, os terrores noturnos, a síndrome do atraso das fases do sono, a síndrome da alimentação noturna, o distúrbio no comportamento do sono REM e o bruxismo (ranger os dentes).

Doenças e medicamentos

Se você está dormindo mal, um exame físico pode ajudar a identificar doenças e medicamentos que estão entre os muitos ladrões do sono identificados.

Doenças que afetam o sono

A insônia pode ser um efeito secundário de doenças cardíacas, alergias, asma, diabetes, problemas na próstata, deficiências nutricionais, refluxo gastroesofágico e sinusites. Além disso, é possível que a dor e a rigidez da artrite e da fibromialgia façam a pessoa acordar durante a noite. A síndrome pré-menstrual, gravidez e menopausa podem perturbar o sono, visto que flutuações hormonais podem ter um papel importante na insônia.

> ### Vamos aliviar a azia
>
> Se a azia e o refluxo gastroesofágico o deixam acordado durante a noite, estas dicas podem ajudar:
> - ★ Tente usar medicamentos sem receita para bloquear a secreção ácida.
> - ★ Não faça uma refeição completa antes de deitar.
> - ★ Durma com a parte superior do corpo elevada (levante a cabeceira da cama sobre blocos de madeira ou use travesseiros extra para se apoiar).

Existe ainda uma grande correlação entre a depressão e a insônia. "Não há dúvida de que a insônia por si mesma leva à depressão. Mas o contrário também é verdadeiro. Cerca de 80% a 90% dos pacientes com depressão têm insônia", relata David Neubauer, médico, diretor associado do Sleep Disorder Center da Universidade John Hopkins. Outros problemas emocionais e distúrbios psicológicos, incluindo ansiedade e pânico, o distúrbio afetivo sazonal e a síndrome de estresse pós-traumático, podem reduzir o tempo ideal de sono.

Medicamentos que afetam o sono

Distúrbios do sono podem ser induzidos por substâncias. Drogas ilegais, especialmente a cocaína e as anfetaminas, provocam uma série de problemas de sono, assim como os estimulantes legais, bebidas alcoólicas, tabaco e café. A remoção do uso de álcool e da nicotina também pode causar insônia. Muitos medicamentos prescritos ou sem receita alteram o sono: se tomar esteroides, agentes quimioterápicos, diuréticos, supressores de apetite, remédios para gripe, para a tireoide, antidepressivos ou medicamentos para alergias, dor, asma, doenças cardíacas ou Mal de Parkinson, leia a bula ou pergunte ao farmacêutico se eles afetam o sono.

Os efeitos de alguns medicamentos são paradoxais. Por exemplo, os anti-histamínicos fazem algumas pessoas dormir e mantêm outras acordadas. E se algo é "natural" não significa que não tenha efeitos negativos. Certas fórmulas fitoterápicas indicadas como fortificantes, energéticos ou complementos dietéticos podem roubar o sono desejado.

Se você suspeitar que uma doença ou medicamento está interferindo em seu sono, converse com o médico, que pode ajudá-lo prescrevendo outro remédio ou mudando a dose atual ou o horário de ingestão.

Enganar o sono: um passatempo nacional

Muitos de nós enganamos o sono como uma forma de lidar com as demandas conflitantes do trabalho, família e necessidades pessoais. Esta privação deliberada de sono pode ser a precursora da insônia involuntária e outros problemas de saúde.

Muito ocupado

Quantas vezes você troca o sono por outras atividades? Dormir está no fim de sua lista de coisas para fazer? Nossas escolhas individuais e agendas sobrecarregadas geralmente contrariam nossa fisiologia. Um estudo descobriu que 58% dos americanos acreditam erroneamente que podem aprender a funcionar normalmente com 1 a 2 horas a menos de sono. "O sono é a conta que usamos quando precisamos de tempo para fazer tudo", escreveu Andrea Van Steenhouse,

> *Mas tenho que cumprir promessas. E tenho que andar milhas antes de dormir.*
>
> ROBERT FROST

doutora em medicina, no livro *A woman's guide to a simpler life*.

Frequentemente somos levados a substituir o sono por outras atividades supostamente mais importantes ou nos sentimos culpados se dormimos regularmente o tempo necessário. As manchetes proclamam: "Tempo é dinheiro: cada momento conta, então não desperdice um segundo" e "Turbine o sono". Mesmo a colunista Ann Landers reforçou esta falácia. No topo de sua coluna "21 dicas para a vida", o sono aparece em má companhia: "Não acredite em tudo que ouve, não gaste tudo que tem ou não durma o quanto gostaria". Quer dizer que se dormir à vontade, você provavelmente é um preguiçoso crédulo perdulário!

Durma menos para realizar mais

Em nossa cultura prevalece a noção de que dormindo pouco é possível realizar mais. Muitos especialistas em gerenciamento do tempo aconselham a adoção de regimes de sono pouco saudáveis buscando fazer mais. Em um livro muito popular sobre organização doméstica, o autor faz um quadro do dia típico de uma mulher, destinando os períodos das 4h30 às 6 horas da manhã, e das 10 às 11 horas da noite, para o tempo individual e apenas 5 horas e meia para o sono. Richard Carlson, no seu best-seller *Não faça tempestade em um copo d'água*, revela que acorda entre 3 e 4 horas da manhã e recomenda que os leitores adotem um horário semelhante.

Paradoxalmente, a qualidade e a eficiência diminuem quando a pessoa em privação tenta espremer tudo o que tem a fazer. A Fundação Nacional do Sono afirma que "a necessidade de sono do organismo é tratada como uma perda de tempo. Numa sociedade 24 horas, roubamos horas de sono para atividades diurnas, enganando o corpo. No século passado, reduzimos o tempo médio de sono em 20% e, nos últimos 25 anos, adicionamos um mês ao nosso tempo de trabalho/deslocamento anual. Nosso débito de sono está crescendo. A sociedade mudou, mas o corpo não, e estamos pagando um preço".

Na verdade, o mundo poderia ser diferente. Se todos dormissem nove horas e se os administradores não estivessem entre as pessoas mais cansadas de nossa sociedade.

GAY GAER LUCE,
ESCRITOR E
PESQUISADOR

4

Mudança de hábitos que prejudicam o sono

Hábitos pessoais de efeitos óbvios ou sutis afetam a qualidade do sono. Rotina diária, trabalho, atividades de lazer, alimentação, companheiros de cama e viagens podem contribuir com problemas de sono. Uma profissão calma, por exemplo, pode ajudar a relaxar, enquanto uma vida de trabalho insano tem o efeito oposto.

Sete hábitos essenciais de pessoas que dormem bem

1. Priorizar o sono, garantindo tempo considerável para dormir.
2. Reservar local confortável para o descanso.
3. Escolher atividades diárias que melhoram o sono.
4. Considerar problemas com o sono como desafios temporários, que podem ser resolvidos com perseverança criativa.
5. Acomodar mudanças físicas e transições emocionais que afetam negativamente o sono.
6. Reabastecer-se descansando e relaxando.
7. Utilizar recursos externos que ajudem a avaliar e tratar os problemas de sono.

Como você se saiu na comparação?

O que se ingere durante o dia pode melhorar ou inibir o potencial de sono. Pense ainda sobre o que faz à noite: escolhe atividades estimulantes ou relaxantes? Reavalie hábitos físicos e emocionais para descobrir os que prejudicam o sono e decidir como transformá-los em potenciadores do sono.

Recupere-se do cansaço

O trabalho o deixa cansado? Você leva trabalho para casa, seja numa pasta supercheia ou na mente hiperativa? Trabalha muitas horas ou perde muito tempo no deslocamento para o trabalho? O estresse do trabalho afeta o sono. Um estudo descobriu que indivíduos que relatam altos níveis de estresse têm muito mais problemas de saúde que aqueles com trabalhos menos estressantes. Assim como a insônia, o esgotamento no trabalho está correlacionado com o aumento de alergias, enxaquecas, dores nas costas e depressão. O estresse e a insônia criam um ciclo vicioso; mais de dois terços dos adultos relatam que a sonolência dificulta ainda mais o manejo do estresse. Tarefas específicas também podem

> *Quando a ação ficar improdutiva, reúna informações; quando as informações se tornarem inúteis, durma.*
>
> Ursula K. Leguin,
> escritora

afetar o sono. Por exemplo, o trabalho excessivo no computador aumenta a insônia.

De acordo com o consultor de gestão do tempo, Donald Wetmore, advogado com MBA em Direito, 80% dos trabalhadores não querem voltar ao trabalho na segunda de manhã. Um trabalhador antigo explica: "Geralmente não tenho problemas para dormir – exceto aos domingos. É quando lembro de todo trabalho da semana anterior acumulado sobre minha mesa e revejo mentalmente os problemas com clientes e as discussões com a equipe. Acordo cansado". Caso você sinta desânimo para ir para o trabalho na segunda de manhã, está propenso a ter problemas de sono na noite de domingo.

Para muitos o final de semana parece não ser tempo suficiente para realizar todas as tarefas, relaxar e se recuperar. Uma história em quadrinhos ilustra este sentimento. Sentado na cama, o personagem reflete: "Outra manhã, novamente. Bem, o que eu poderia esperar, o dia segue a noite. Mas a segunda-feira se destaca por seguir muito de perto".

Por que você não acorda esperto e radiante na segunda-feira de manhã? Vai dormir tarde no domingo à noite por ter acordado mais tarde pela manhã? Passa boa parte do final de semana trabalhando ou leva trabalho para casa? As respostas para estas perguntas podem orientá-lo para planejar melhor a retomada do trabalho após a transição do final de semana.

Não é de surpreender que dois empregos ou deslocamentos longos reduzam o tempo de sono e aumentem o risco de acidentes. Pesquisadores descobriram que trabalhadores com longos trajetos tendem a ter distúrbios no sono. Um estudo com 21 mil pessoas que usam o transporte ferroviário indica que, além de diminuir bastante o tempo de sono para conciliar o horário de trabalho, os passageiros têm níveis mais altos de apneia e insônia. Outro estudo descobriu que motoristas sonolentos tinham duas vezes mais probabilidade de ter mais de um emprego e de quatro a cinco vezes de trabalhar no turno da noite. Caso trabalhar menos não seja uma opção, o transporte solidário com colegas mais dispostos é uma alternativa segura.

Insônia, infertilidade, distúrbios cardiovasculares e outras enfermidades têm maior incidência entre os trabalhadores por turno. Estes efeitos podem diminuir com iluminação mais intensa durante o trabalho noturno e mais fraca durante o dia.

Trabalhadores por turnos também podem se beneficiar com a alteração da ordem de suas rotinas. O padrão médio do dia de trabalho é trabalho/lazer/sono. Pessoas que trabalham à noite devem dormir depois do trabalho e reservar o tempo entre o sono e o trabalho para outras tarefas e recreação.

Profissionais de recursos humanos acreditam que o sono adicional durante o dia de trabalho diminui o estresse e aumenta a eficiência do trabalhador. Pesquisadores de tendências apontam o cochilo no local de trabalho como o benefício da década. Algumas empresas já criaram salas para cochilo no local de trabalho a um custo muito menor que salas de ginástica totalmente equipadas. O Dr. James Maas, da Universidade de Cornell, acredita que "um bom cochilo", durante uma curta interrupção no trabalho, pode melhorar o desempenho profissional do indivíduo.

Mudar de emprego pode ajudá-lo a dormir melhor? O conceito budista de vida correta nos encoraja a escolher trabalhos alinhados com nossos valores pessoais e que contribuem para o bem comum. Quando nos sentimos vítimas de nosso trabalho, perdemos emocional, física e espiritualmente.

Dirigir com sono

Pessoas que correm o risco de dirigir com sono são as que, primeiramente, não dormem o suficiente. Estes são os sinais de perigo:

- ★ Dificuldade em focar o olhar e manter a cabeça ereta.
- ★ Dificuldade em parar de bocejar.
- ★ Pensamentos errantes e desconexos.
- ★ Mudança de pista ou saída da estrada, seguida de volta brusca para a pista.

Em caso de qualquer um desses sintomas, encoste o carro em um lugar seguro, descanse ou dê um cochilo. Durma bem de noite antes de viajar. Evite dirigir quando o corpo precisar de um descanso e faça pausas durante viagens longas.

> *E então, tenho sonhos terríveis quando o trabalho está indo realmente mal. Eu não quero nem falar sobre eles. Isso lhes daria muito poder.*
>
> MAYA ANGELOU

As pessoas que apreciam seu trabalho geralmente têm um sono reconfortante e se sentem revigoradas ao retomar suas tarefas. Quando você não quer voltar ao trabalho é sinal de que está desgostoso com a profissão ou com a situação atual. Pense na qualidade do seu sono — especialmente nas noites de domingo — como uma medida de sua felicidade. Só você pode reconhecer um significado nisso.

Repouso relaxante

"Você é o que você come". Este dito popular revela as consequências graves que os hábitos alimentares podem provocar. A alimentação afeta a saúde, a vitalidade e o humor. Ao identificar um problema no sono, adapte esta frase para "Você dorme o que come", já que a escolha de quando e o que comer afeta o sono.

Programe a refeição noturna para pelo menos 3 horas antes de deitar. Para dormir melhor, e para a saúde em geral, coma um bom café da manhã, um almoço médio e um jantar leve, com uma porção pequena de proteína. Ou faça refeições menores e mais frequentes ao longo do dia, para manter constante o nível de açúcar no sangue.

Pergunte-se: "Minha alimentação diária promove saúde e sono reparador?" Uma dieta para um coração saudável, anticancerígena, rica em fibras, frutas e vegetais nutritivos e com baixo teor de gordura melhora a saúde em geral e induz o sono.

Por outro lado, a ingestão de muitos alimentos gordurosos pode cortar o sono. Em *The sleep Rx*, Norman Ford chama a dieta gordurosa de "comida maléfica que promove a insônia". Por que uma caracterização tão dura? Ford explica que "praticamente, todas as doenças e disfunções atribuídas a uma dieta com alto teor de gordura e o excesso de peso afetam negativamente o sono e causam insônia."

Vitaminas e minerais também são importantes para o sono. "Deficiências nutricionais ou a má absorção de nutrientes podem provocar a insônia crônica", relatam os doutores em medicina Peter Hauri e Shirley Linde, autores de *Vencendo a insônia*. Não deixe de tomar sua dose de cálcio calmante.

A Academia Nacional de Ciências do Instituto de Medicina relata que a maioria dos americanos não obtém quantidades suficientes de cálcio. O consumo médio é de 500 a 700 ml; a maioria das pessoas precisa de 1.200 a 1.500 ml. Além de construir ossos e dentes fortes, o cálcio ajuda a regular o funcionamento saudável dos nervos e dos músculos. A suplementação de cálcio também alivia os sintomas pré-menstruais.

Uma combinação de cálcio e magnésio atua como relaxante e sonífero suave. Outras vitaminas e minerais associados com o bom sono são as vitaminas B, zinco, cobre e ferro. Um nutricionista pode ajudá-lo a avaliar sua necessidade de suplementação.

É certo que a condição nutricional global afeta o sono, mas existem alimentos que podem sedar ou estimular? Diz-se que o leite quente e o peru no jantar induzem o sono, apesar de não haver confirmação científica para isso.

Muitos acreditam que o consumo de alimentos com aminoácidos específicos pode ajudar ou prejudicar o sono. A carne de peru e outros alimentos com alto teor de triptofano são recomendados para induzir o sono. Alguns especialistas contradizem e atribuem a legendária letargia após o jantar de Ação de Graças aos excessos; o efeito sedativo do triptofano ocorre apenas se for ingerido com o estômago vazio, sem a presença de proteína.

Se quiser verificar se alimentos ricos em triptofano têm um efeito sedativo, experimente iogurte, carne de peru, creme de amendoim, tâmaras, figos, arroz ou atum, todos com alto teor de triptofano, mais ou menos uma hora antes de dormir. Evite alimentos que contêm o aminoácido tiramino, energizante, como os queijos duros ou macios, espinafre, tomate, batata e carnes processadas.

O leite antes de dormir

Será que um copo de leite quente ajuda a dormir? Cientistas questionam a validade desse remédio caseiro, porque os efeitos da proteína do leite e dos aminoácidos estimulantes podem sobrepor-se ao efeito sedativo do triptofano. Mas esse ritual relaxante, as doces memórias da infância e um momento tranquilo aquecendo as mãos na caneca também podem contribuir para um bom sono.

Cuidado com outros alimentos que roubam o sono. O aditivo glutamato monossódico (GMS) pode provocar dores de cabeça e insônia em algumas pessoas. Procure na embalagem do produto pela proteína hidrolisada que contém GMS. Especialmente à noite, limite a ingestão de alimentos picantes, gordurosos ou fritos, que podem causar azia e indigestão. Alimentos proteicos energéticos devem ser ingeridos mais cedo; lanches doces consumidos tarde podem ser estimulantes.

Os carboidratos, como pães, cereais e massas, são alimentos bons para a noite por desencadear o elemento químico cerebral serotonina, que nos deixa sonolentos. Um pequeno lanche, uns 45 minutos antes de ir para cama, pode sedar. Mas ele deve ser leve – uma torrada com um pouco de geleia é suficiente.

Alguns terapeutas alertam sobre a ingestão de carboidratos refinados na hora de dormir e sugerem pequenas porções de frutas e amêndoas. Experimente algumas opções diferentes para encontrar a melhor alternativa de lanche.

Substâncias estimulantes

Os maiores vilões do sono são substâncias estimulantes como a nicotina, o álcool e a cafeína. Diversos estudos sugerem que os efeitos estimulantes do fumo roubam tempo de sono. Fumantes inveterados tendem a demorar mais para dormir, despertam mais vezes e têm um sono mais leve. Alguns fumantes acordam com desejo de fumar. Um estudo mostra que aqueles que deixam o fumo também cortam a insônia pela metade.

O paradoxo do álcool é que ele atua como relaxante e estimulante. Algumas pessoas insistem que beber antes de deitar ajuda a adormecer. Porém, mudanças fisiológicas causadas pelo álcool privam o corpo de descanso necessário. Beber à noite altera os estágios naturais do sono, tornando o sono profundo mais difícil. É importante notar ainda que o processo de retirada da nicotina e do álcool pode inicialmente aumentar a insônia em grandes usuários.

Consumidores de café, tenham cuidado! Este hábito pode atrapalhar o sono. O aroma do café fresco e o estímulo que ele traz tornam a bebida muito atraente. Mas o consumo de 300 ml de cafeína, o equivalente a três xícaras de café forte ou seis copos de refrigerante tipo cola, em qualquer momento do dia, provoca a interrupção do sono e da fase REM. Consumidores habituais de café têm níveis muito altos de hormônios de estresse e pressão arterial um pouco mais alta durante várias horas após a ingestão.

A sensibilidade à cafeína aumenta com a idade. Os petiscos que antes apreciados, como uma xícara de café à tarde ou uma fatia de bolo de chocolate na sobremesa, podem agora deixá-lo acordado durante a noite. Outras substâncias estimulantes que devem ser eliminadas ou reduzidas são: chocolate, alguns medicamentos liberados, e sorvete e iogurte com sabor de café.

Em caso de problemas de sono, deve-se evitar todas as bebidas estimulantes. Além de limitar o consumo de café, beba menos chá e refrigerantes com alto teor de cafeína. Beber chá é charmoso e saudável, mas também estimulante. Os chás verdes e pretos comuns, que contêm cafeína, fornecem um estímulo fisiológico e uma forte proteção antioxidante. Os benefícios do chá à saúde incluem a redução do risco de câncer, o aumento da força cardiovascular e a normalização da flora intestinal. Saboreie seu chá, mas no mínimo três horas antes de deitar.

Contagem de cafeína

	Quantidade consumida	Quantidade de cafeína
Café coado	225 ml	80-135 mg
Café instantâneo	225 ml	65-100 mg
Chá preto	225 ml	30-70 mg
Chá verde	225 ml	25-50 mg
Refrigerante	340 ml	30-70 mg
Chocolate	40 ml	5 mg
Medicamento para gripe	1 cpm	30 mg

Não fique acelerado à noite

Seus hábitos noturnos são estimulantes? A discussão sobre algumas rotinas que deixam as pessoas acordadas à noite pode ajudá-lo a

> *Existe um tempo para muitas palavras e também existe um tempo para dormir.*
>
> HOMERO

decidir quando algumas atividades precisam ser limitadas ou eliminadas ou se uma mudança de horário pode ajudar.

Geralmente não tomamos conhecimento dos efeitos de hábitos comuns. Muitos adultos dizem que assistir à televisão é relaxante, embora programas tensos e violentos, incluindo noticiários, acelerem os batimentos cardíacos. As conversas de fim de noite no computador competem por nossa atenção e atrasam a hora de dormir.

No livro *Presente do mar*, Anne Morrow Lindbergh descreve os detalhes de uma visita com a irmã ao seu retiro à beira-mar. Lindbergh explica que, depois de um dia cheio de atividades, "a noite é para compartilhar. Comunicação – mas não por muito tempo, pois a boa comunicação é tão estimulante quanto o café puro e igualmente prejudicial ao sono." Assim como Lindbergh, seria melhor deixar as discussões que produzem de adrenalina para o dia. Limite ainda as conversas telefônicas noturnas, especialmente as relacionadas com tensões familiares e problemas no trabalho.

Para que o exercício seja sedante, não estimulante, programe-o para 3 horas ou mais antes de deitar. Remarque tarefas que possam suscitar preocupações, como pagar contas, para o início do dia e não reserve aquele *best-seller* emocionante para a hora de dormir: pode ser que não consiga parar de ler ou de pensar nele.

A quebra de hábitos noturnos

É difícil abandonar a cama confortável à noite para ir ao banheiro ou lanchar? Estas práticas incômodas podem ser corrigidas. Apesar da importância da hidratação diurna, deixe a ingestão de líquidos para algumas horas antes de deitar. O café e as bebidas alcoólicas são a causa de muitas idas noturnas ao banheiro. Mesmo porções de chá sedativo de ervas devem ser controladas; a substituição por uma pequena dose de extrato líquido medicinal pode diminuir a necessidade de urinar.

Algumas pessoas estão condicionadas a levantar todas as vezes que acordam, há uma ligação automática do despertar com o urinar. Embora seja recomendado que não lutemos contra o desejo noturno de urinar, tente não levantar imediatamente. No *camping*, onde não há acesso fácil ao banheiro, frequentemente percebemos que esta ida noturna extra é desnecessária. É possível também se recondicionar em casa.

A noctúria, ou micção noturna excessiva, deve ser avaliada clinicamente, pois pode ser um sintoma de infecção urinária ou vaginal, ou diabetes. Idosos e grávidas são mais propensos a visitas noturnas extras ao banheiro. A maioria dos homens com mais de 50 anos tem a próstata aumentada, o que aumenta a frequência urinária. Bebidas alcoólicas, cafeína e tabaco, assim como alimentos picantes, estão entre os agentes irritantes da próstata. Algumas medidas favoráveis à saúde da próstata incluem a ingestão de soja e sementes de abóbora e o uso da erva de *saw palmetto*.

Nas grávidas, as mudanças hormonais e o crescimento do feto aumentam a pressão na bexiga, de dia e de noite. Beber menos líquido na hora de dormir pode ajudar. Com o aumento do tamanho do corpo, cresce a dificuldade de encontrar posições confortáveis para dormir. Escorar o corpo com travesseiros, especialmente entre os joelhos, e dormir sobre o lado esquerdo podem diminuir a pressão interna e ajudar a frear a vontade de urinar à noite.

O que imagina quando ouve falar em comer à noite? Muitos associam os lanches noturnos com o personagem de tirinhas Dagwood Bumstead. Para outros, a alimentação noturna é uma preocupação séria. É um distúrbio alimentar relacionado ao sono, caracterizado por ingestão compulsiva, possíveis vômitos e comportamentos dissociativos. Em caso de incursões noturnas regulares à geladeira, consulte um profissional de saúde.

Quem dorme com você?

Você compartilha a cama? Dorme com outro adulto ou animal de estimação (ou adota uma política familiar liberal) que chuta, desperta, tem alergia, se espalha na cama ou puxa as cobertas, ronca, assiste à televisão na cama até tarde ou tem os pés gelados? Possui algum hábito que possa restringir seu sono? Os ciclos de sono de seus parceiros de cama produzem efeitos negativos no sono. Nesse caso, pode ser necessário discutir o problema e fazer algumas mudanças.

O ronco afeta cerca de 30% a 40% dos adultos. Tanto para os que roncam, como para seus parceiros, os efeitos sonoros e os prejuízos à saúde vão além de um ruído incômodo. O ronco pode reduzir a intimidade e o sono. Algumas vezes, são necessários os quartos separados para garantir que o parceiro que não ronca tenha uma boa noite de sono. Se seu companheiro ronca, aconselhe-o a consultar um profissional de saúde. Existem soluções que diminuem o ronco, que pode ser um sintoma de apneia, um distúrbio que requer tratamento médico (p. 50).

Uma mulher de estatura mediana queixou-se ao médico sobre problemas com o sono. Quando questionada, revelou que tinha se casado novamente e compartilhava a cama com o novo marido, que tinha 1,83 m de altura e pesava cerca de 90 kg. Ela tinha esquecido o óbvio – que colchões pequenos não combinam com pessoas grandes. Depois de adquirir uma nova cama *king-size*, a mulher recuperou o sono profundo do tempo de solteira. Seu colchão é grande o suficiente para você e seu companheiro?

Outro casal teve de mudar a posição na cama para reconquistar o sono restaurador. Desde o início do relacionamento de 20 anos, eles dormiam "de conchinha", com os corpos em contato durante a noite toda. No começo, esta posição era muito confortável para ambos, e continuou até a mulher chegar à menopausa. "Agora eu não gosto de ser tocada quando durmo. Sofro com os suores noturnos. A temperatura corporal do meu marido me incomoda".

Depois de alguma discussão o casal decidiu dormir com um pouco de distância. A mudança recente em suas vidas os fez reavaliar um hábito que anteriormente estimulava seu sono. Vemos aqui um ponto importante: existem alguns comportamentos relacionados a dividir a cama que não funcionam mais para você?

> *Oh, o sono é uma bênção, mas não para quem observa, acordado, seu companheiro deleitando-se e percebendo o próprio sono atrasado.*
>
> OGDEN NASH

Alivie as tensões do *jet lag*

Ao voar para a Europa para um importante encontro de negócios ou para as tão esperadas férias, se não tomar cuidado, existe uma grande chance de se sentir... péssimo. Pode-se sentir fadiga, desorientação, irritabilidade, ter distúrbios digestivos e problemas para dormir depois de chegar.

A síndrome de mudança rápida de fuso horário [*jet lag*] é mais do que o cansaço gerado pelas demandas físicas e a emoção da viagem; é uma perturbação fisiológica do relógio biológico, provocada pela necessidade de ajustar o ciclo dormir/acordar depois de atravessar fusos horários. A NASA estima que uma pessoa precisa de um dia para cada fuso horário cruzado para recuperar os ritmos normais do corpo e a energia. Por exemplo, entre Nova York e Paris cruzamos cinco fusos horários, precisando daí de até cinco dias para se readaptar por completo.

Ninguém está imune ao *jet lag*; estudos mostram que cerca de 95% dos viajantes de longas distâncias, incluindo comissários de bordo, sofrem seus efeitos.

Fatores contribuintes

Inúmeros fatores contribuem para a gravidade do *jet lag*. Destaco alguns dos mais significativos.

★ A direção da viagem: o desconforto é pior nos voos para leste que para o oeste.
★ A idade: quanto mais velho, pior o *jet lag*.
★ Condição física antes do voo e grau de flexibilidade: o efeito é menor nas pessoas em forma e descansadas e que não cumprem, em geral, horários muito rígidos.
★ Condições da aeronave: o ambiente rarefeito e seco da cabine e a privação de movimentos contribuem para o cansaço e baixa imunidade.

Diminua os efeitos do jet lag

Apesar de não ser possível evitar o *jet lag* por completo, é possível diminuir o impacto:

1. A preparação é essencial. Antes de voar, descanse ao máximo. Alguns especialistas sugerem a programar voos que não saiam muito cedo e cheguem a tempo para uma noite de sono completa.
2. Programe seu relógio biológico. Se voar para o leste, comece a ir para

cama mais cedo na semana anterior; se voar para o oeste, fique acordado até mais tarde e desperte mais tarde.
3. Limite as bebidas alcoólicas e beba bastante água durante o voo.
4. No avião, ainda sentado, alongue as pernas e caminhe sempre que possível.
5. Ajuste o relógio para destino, coma e durma de acordo com o novo horário (pode ser que tenha que recusar algumas refeições do voo, o que muitos diriam não ser grande perda!).
6. Tente usar máscara e protetores de ouvido para dormir melhor no avião.
7. Algumas pessoas tomam um anti-histamínico, por suas propriedades soníferas, mas ele também provoca efeitos colaterais negativos, incluindo a desidratação.
8. Ao chegar, continue a seguir o novo padrão. Tente não cochilar.
9. A luz do sol e o exercício leve, bem cedo, ajudam o ajuste mais rápido do relógio biológico.

10. Pode-se ainda usar aromas para se adaptar às mudanças de horário. Compre ou prepare produtos aromaterápicos específicos para uso durante ou depois do voo: pode ser um travesseiro ou um vidrinho com o aroma calmante preferido (p. 168-171 para mais informações e receitas).
11. Um suplemento de melatonina, tomado 30 minutos antes de deitar, pode ajudar a diminuir o *jet lag* e reprogramar o relógio biológico (p. 176).

> *Um dia bem aproveitado traz um sono feliz.*
>
> Leonardo da Vinci

Crie um ambiente aconchegante

Uma casa tranquila é um refúgio depois de um dia cheio e agitado. Se entramos em casa e somos recebidos por sons estridentes, luzes ofuscantes, cores chocantes e uma decoração pesada, nossos sentidos continuam acelerados.

Naturalmente precisamos de espaço para atividades estimulantes mas, para equilibrar, também precisamos de espaços tranquilos, que acalmam os sentidos e relaxam. Uma decoração moderna, uma cama confortável e a iluminação correta podem ajudar a transformar o quarto num ambiente aconchegante.

Cenário tranquilo

Seu quarto é propício para um sono reparador? O local para dormir deve ser calmo, confortável, limpo e aconchegante. A confusão mental atrapalha o sono, mas a confusão no quarto, com roupa suja acumulada, pilhas de revistas ou bugigangas demais, também distrai. Dedique um tempo para arrumar a bagunça.

Além disso, não faça do quarto também um escritório. Coloque a mesa e o computador em outro cômodo ou fora do alcance da visão. Reposicione a televisão e a secretária eletrônica. Se houver um telefone perto da cama para se sentir mais seguro, abaixe o volume do toque. Reserve o quarto apenas para dormir, meditar e namorar.

De acordo com os princípios do *feng shui*, a antiga arte oriental de posicionamento de objetos, a posição correta da cama pode melhorar o sono e o relacionamento. Para uma saúde perfeita, nunca alinhe a cama com a porta ou banheiro, não a posicione debaixo de vigas e não guarde nada embaixo dela.

Para transformar o quarto num santuário tranquilo, elimine objetos de arte, roupa de cama, papéis de parede e cortinas berrantes ou chamativas. Para um ambiente sereno, use tecidos leves e música suave, decore com azul e verde claro. Tenha apenas coisas belas no campo de visão para melhorar o humor e a qualidade do sono.

Faça do quarto um refúgio, recorte algumas imagens de revistas e crie um arquivo com fotos de ambientes serenos. O que é agradável nessas imagens? Encontre semelhanças nas cores, formas e texturas. Escolha três coisas que poderia mudar no quarto para torná-lo mais relaxante.

As pousadas podem ser inspiradoras. Seus proprietários muitas vezes nos seduzem com decorações temáticas e surpresas especiais. Alguma vez já se hospedou ou quis se hospedar em uma dessas suítes temáticas? Copie o estilo e os pequenos diferenciais dessas pousadas em seu lar, como a decoração, as cores suaves, as flores frescas, uma cama com dossel ou uma confortável espreguiçadeira. A coisa mais importante é aprender a associar o sono e tranquilidade com um quarto repousante.

Um quarto calmo e arejado

O seu quarto é bem arejado? Procure dormir com as janelas abertas ou fechadas depende do nível de conforto pessoal e do local de moradia. Fatores como a segurança, ruído, correntes de ar devem ser considerados, mas um quarto abafado pode dificultar o sono profundo e a abertura de uma fresta na janela pode ajudar. Após uma semana, decida se a nova temperatura lhe é adequada.

> ### Pés quentes para um sono profundo
>
> Para melhorar o sono nos meses de inverno, leve um par de meias e uma bolsa de água quente para o quarto. Pés aquecidos propiciam uma tranquilidade natural. Segundo estudos, são mais eficientes para o sono que alimentos e suplementos.

Além disso, proteja-se de ruídos fora do controle como sons da rua e ruídos de aviões, e dos controláveis como aparelhos de som e televisão. Disfarce ruídos desagradáveis com um som de fundo consistente de um aparelho de "ruído branco" ou ventilador. Há quem diga que um zumbido constante os ajuda a dormir.

Tente outras estratégias à prova de som como a instalação de tapeçarias de parede e tapetes para isolar o ruído dos quartos contíguos ou apartamentos vizinhos. Cortinas pesadas abafam o som externo, assim como protetores de ouvidos. É comum universitários de repúblicas estudantis se beneficiarem com o toque de silêncio após as 22 horas. Que tipo de política pode adotar em casa?

Alguns quartos são muito secos, especialmente no inverno. A falta de umidade pode ser a causa de hemorragias nasais e garganta inflamada ou seca. Considere a compra de um umidificador. Verifique as instruções do fabricante; se possível, adicione algumas gotas de lavanda, camomila ou outro óleo essencial aromático e sedativo.

Alergias também contribuem para um sono ruim. Lave a roupa de cama regularmente em água quente, para se livrar dos ácaros. Consulte um alergologista ou profissional de saúde sobre a aquisição de filtros de ar e o uso de métodos mais modernos para redução de ácaros, fungos e outros alérgenos transportados pelo ar.

Estimulantes do sono

Antropologistas nos lembram que povos de diversas culturas dormiam sem problemas no chão ou sobre peles, tapetes e plataformas de madeira. Travesseiros e apoios de cabeça eram raros: colchões extrafirmes, de molas e futons são invenções modernas. Felizmente, eles melhoram a experiência de dormir, assim como lençóis sensuais e travesseiros macios. Outros detalhes práticos e estéticos podem trazer conforto para o repouso. Travesseiros e apoios de cabeça eram raros: colchões extrafirmes, de molas e futons são invenções modernas. Felizmente, eles melhoram a experiência de dormir, assim como lençóis sensuais e travesseiros macios. Outros detalhes práticos e estéticos podem trazer conforto para o repouso.

Primeiro, avalie sua cama. Ela é velha e irregular? Ela cede? Neste caso, substitua o colchão. A tendência é de camas mais largas e colchões com maior densidade. Algumas opções de colchões têm molas internas, e no estrado, cobertura de espuma, futons, são infláveis e de água.

Estas escolhas são subjetivas. A Universidade da Califórnia, Berkeley, explica em sua *Wellness Letter*: "A ideia de que existe 'a melhor' cama aparece principalmente na propaganda. Não existe consenso científico sobre o que seria um bom colchão". Pesquise opiniões de usuários antes de decidir sobre a compra do colchão.

Depois de um dia longo e estressante, garanta seu descanso. Afunde no conforto de um colchão de penas. Delicie-se com acol-

Compre sempre uma boa cama e um bom par de sapatos. Se você não estiver em um, estará no outro.

GLORIA HUNNIFORD,
APRESENTADORA
BRITÂNICA DE PROGRAMA
DE ENTREVISTAS

choados confortáveis. A pluma é uma boa escolha para acolchoados, mas os materiais sintéticos são mais fáceis de lavar e reduzem as reações alérgicas. As versáteis capas de edredom, que não passam de fronhas, permitem a renovação dos tecidos para decorar ou adequar ao clima e são fáceis de lavar.

Compre os lençóis mais macios que encontrar. Numa pesquisa recente com 500 mulheres americanas, 93% disseram acreditar que lençóis de qualidade influenciam a qualidade do sono. Algumas confiam na seda e no cetim. Escolha lençóis de puro algodão, mais frescos para o verão, e tente os de flanela para aquecê-lo no inverno. Observe que quanto maior o número de fios por centímetro quadrado, maior a qualidade, durabilidade e preço da peça. Lençóis com 200 fios ou mais também são mais macios.

Compre um travesseiro novo. Os travesseiros de penas e pluma são caros, mas confortáveis, e geralmente, duram mais que os sintéticos. Faça sua escolha considerando a altura e o conforto. A capacidade do travesseiro de manter o pescoço e a coluna alinhados está relacionada com a sua posição ao dormir. O travesseiro de espuma firme é adequado para pessoas que dormem de lado. Um travesseiro adicional entre as pernas ajuda a reduzir a pressão sobre a lombar e os quadris. Quem dorme de costas se adapta melhor com um travesseiro mais plano ou preenchido com pluma macia. Se possível, evite dormir de bruços, para evitar a pressão sobre a coluna.

Não deixe de substituir os travesseiros velhos. Faça um teste dobrando-o ao meio; se o travesseiro permanecer dobrado e não voltar à posição original, está na hora de comprar um novo.

Faça-se a luz

A descoberta da lâmpada mudou nossa sociedade, da vida que acontecia nos limites da luz do dia para nosso atual estilo 24 horas. Com a eletricidade é possível acordar antes do nascer do sol, trabalhar todos os turnos e prolongar as atividades noturnas pelo tempo desejado. Mas a luz artificial contribui para a diminuição do número médio de horas que dormimos e deixa nossos ciclos naturais fora de sintonia.

A iluminação do quarto deve ser suave. Algumas pessoas são especialmente sensíveis à luz quando tentam pegar no sono. Desligue a televisão e cubra a luz do relógio. Se as luzes ofuscantes da rua atrapalham o sono, instale cortinas escuras ou use máscara para neutralizá-las.

Quando acordar durante a noite para ir ao banheiro ou acordar de um sonho e desejar anotá-lo, use iluminação fraca: lâmpadas fortes podem convencer seu organismo que amanheceu e é hora de acordar. Use regulador de luminosidade e luzes noturnas nos corredores e banheiros. Compre uma lanterna pequena para fazer anotações no meio da noite.

Se dormir for um desafio, caminhe pela manhã bem cedo. Luz forte pela manhã e luz suave à noite ajudam a manter o corpo em sintonia com o ritmo natural. Despertador com iluminação especial, conhecida como simulador do amanhecer, reproduz o nascer do sol e pode ajudá-lo a começar melhor o seu dia.

Distúrbio afetivo sazonal

Você dorme mais no inverno, mas se sente menos descansado? O tempo cinzento e sombrio pode afetar o humor e os hábitos de sono. A insuficiência de luz no inverno causa o distúrbio afetivo sazonal (DAS), que afeta mais de 10 milhões de adultos americanos.

Os efeitos do DAS foram comparados aos de um processo contínuo de *jet lag*. Os que sofrem desse distúrbio estão propensos a acordar de manhã se sentindo como se ainda estivessem no meio da noite. Outros sintomas desta forma fisiológica de depressão clínica incluem letargia, fome e desejo excessivo por carboidratos, ganho de peso, tristeza e sono maior que o habitual.

A terapia da luz parece ajudar; assim, especialistas recomendam caminhadas matinais e o uso de luz artificial ou viseira iluminada dentro de casa.

6

Estratégias de autoajuda

Não seja vítima da falta de sono! Muitas pessoas suportam a frustração e o cansaço de noites mal dormidas, resignadas com o que consideram ser seu destino inevitável. Embora não tenhamos controle consciente do sono, podemos mudar suas circunstâncias para melhorá-lo.

Adote estratégias poderosas de autoajuda, como rituais tranquilizantes, banhos relaxantes, mudanças de comportamento, cochilos, exercícios, e inspire-se nos outros para mudar de atitude e reduzir a ansiedade que rouba o sono. O uso destas técnicas aumentará as chances de transformar longas noites insones em noites repousantes.

Rituais para a hora de dormir

Que noite tão boa para dormir: a melhor em anos, pelo que pude ouvir!

Dr. Seuss

Os pais geralmente criam rituais para a hora de dormir das crianças. Um banho, seguido do aconchego na cadeira de balanço, uma canção de ninar ou a leitura de uma história, cria o ambiente que ajuda os pequenos a esquecerem do dia. Adultos também precisam de práticas tranquilizadoras para mudar o ritmo de negócios para noites mais calmas.

Os rituais na hora de dormir são bastante úteis para pessoas de vida agitada, cheia de tomadas de decisão e crises. Não é preciso pensar muito quando já se adotou uma rotina repousante, pois o ritmo pré-estabelecido cria uma expectativa agradável.

Diretrizes para dormir

- ★ Estabeleça um horário de sono: durma todas as noites e acorde todas as manhãs no mesmo horário. Quando não for possível, lembre-se de que manter um horário constante para acordar é mais importante que o toque de recolher habitual.
- ★ Destine tempo suficiente para seu sono. Tire uma soneca quando necessário.
- ★ Se precisar se recuperar no fim de semana, estenda o tempo de sono em apenas uma ou duas horas.
- ★ Crie rituais para a hora de dormir, para desacelerar e ajudar a transição para o sono.
- ★ Não tente forçar o sono; não irá funcionar. Quando pesquisadores ofereceram 25 dólares para que voluntários dormissem rapidamente, eles demoraram duas vezes mais para adormecer que aqueles que não receberam a oferta — e a pressão.

Costumes da hora de dormir

Inspire-se nestas ideias para criar seus rituais:

- ★ Tome um banho aromático quente.
- ★ Relaxe numa sauna, hidromassagem ou banheira quente.
- ★ Feche a porta do quarto para ficar em silêncio.
- ★ Relaxe numa cadeira confortável.
- ★ Ouça música instrumental suave.
- ★ Folheie uma revista.
- ★ Reflita sobre alguma leitura inspiradora.
- ★ Escreva um diário ou faça anotações pessoais.
- ★ Ligue para um bom amigo.
- ★ Saboreie uma xícara de chá de ervas.
- ★ Faça alguns exercícios suaves de alongamento.
- ★ Faça uma oração.
- ★ Respire profundamente.
- ★ Cante.
- ★ Olhe fotos de férias tranquilas.
- ★ Faça tricô, crochê ou patchwork.
- ★ Observe estrelas.
- ★ Imagine-se dormindo bem.

Sente que precisará de alguma coisa? Talvez queira comprar sais de banho, um caderno para servir de diário, um livro ou um CD.

Para planejar o ritual da hora de dormir, escolha uma a três formas de desacelerar. Tente estas atividades por sete noites. No final da semana, observe se ficou mais relaxado à noite, se foi mais fácil dormir e se o sono, em geral, melhorou. Adicione ou mude atividades com base em uma avaliação honesta. Lembre-se de que são necessárias três semanas para criar um novo hábito e três meses para que ele se automatize.

Ansiedades noturnas

O autor Wally Lamb descreve sua inquietude noturna com uma frase de tirar o fôlego. Ao sentir a pressão de escrever sua segunda obra de ficção, relata que "no início, foi terrível. Acordava assustado às 2 da manhã e permanecia acordado o resto da noite com um frio na barriga."

Quantos de nós passamos por noites assim? O assunto pendente que nos estressa durante o dia e nos mantém insones à noite pode incluir detalhes práticos de trabalho, projetos domésticos ou emoções residuais como raiva ou medo. Assim que deitamos a

> *Ela não sabe dizer o que perturba mais o seu sono - o futuro ou o passado.*
>
> ALICE HOFFMAN,
> AUTORA

cabeça no travesseiro, nosso narrador interno pode começar a repetir as trapalhadas e os acertos do dia. Existem algumas técnicas que podem ajudar a diminuir o tempo e a energia que gastamos nessa ginástica mental.

A Dra. K. Albert, bacharel e doutora em medicina, ex-diretora de um laboratório do sono de Nova York, afirma em seu livro *Get a good night's sleep*, que "seu tempo de sono e acordado são um só". Para o tratamento eficaz de problemas de sono, precisamos avaliar como um tempo afeta o outro.

A Dra. Albert sugere que uma abordagem direta e racional nem sempre funciona e que uma perspectiva diferente, que invoca nosso lado intuitivo e brincalhão, pode oferecer respostas úteis. Ela sugere completar declarações sugestivas como estas:

1. Se pudesse fazer um pedido a respeito de meu sono, ele seria _____.
2. A última vez que consegui dormir com facilidade foi _____.
3. Sei exatamente que o que preciso fazer para recuperar meu sono é _____.

Respostas espontâneas podem revelar pistas sobre os problemas de sono e indicar a direção para soluções criativas.

Escrever um diário também ajuda. Pesquisadores descobriram que esta prática traz benefícios para a saúde emocional e física. Anotações regulares auxiliam a expressar pensamentos e sentimentos, muitos dos quais, quando não reconhecidos, atrapalham o sono. Uma pessoa que escreve seu diário há muito tempo explica que "em momentos estressantes, quando a ansiedade me deixa acordado, colocar as preocupações no papel me acalma e ajuda a ter uma boa noite de sono".

Algumas pessoas acreditam que ao manter uma lista de afazeres diminuem a ansiedade antes de dormir e evitam acordar atormentados por uma tarefa esquecida. No final de um dia de trabalho, ou antes do jantar, reserve 5 a 10 minutos para rever os compromissos do dia e as atividades não realizadas. Faça uma lista das coisas que planeja fazer no dia seguinte e classifique-as por ordem de importância. Deixe um papel e uma caneta ao lado da cama para os lembretes do final da noite.

> *Diversão é algo que os adultos nunca têm antes da hora de dormir, só depois.*
>
> JUDITH VIORST,
> POETA E JORNALISTA

A insônia pode se tornar uma profecia que se cumpre. O ciclo do medo é enfatizado por questões delirantes como "E se eu não conseguir dormir novamente? Não posso mais ficar sem dormir". Se isto soa familiar, tenha fé; você dormirá novamente.

Uma conversa com um amigo pode ajudá-lo a relativizar. A pressão para dormir agrava o problema. Alivie um pouco do estresse permitindo-se alternativas, como acordar mais tarde ocasionalmente, ou um dia de folga depois de uma noite insone.

Se achar que a insônia está relacionada à depressão ou ansiedade, consulte um profissional de saúde mental que possa ajudá-lo a avaliar a causa dos problemas de sono e a escolher estratégias para solucioná-los. Em um estudo, mais de 75% dos insones crônicos se beneficiaram de psicoterapia.

Faça exercícios para dormir melhor

Um dos maravilhosos benefícios saudáveis dos exercícios é que podem ajudá-lo a ficar acordado durante o dia e melhorar o sono à noite. Mais de 70% dos que não se exercitam explicam estarem muito cansados; o que eles não sabem é que o exercício é um grande alívio para o estresse. Quando se quebra o ciclo fadiga/inatividade, o movimento energiza e recompensa pelo relaxamento posterior.

Em uma pesquisa, adultos que se exercitaram moderadamente quatro vezes por semana, de 30 a 40 minutos, tiveram uma melhora maior de sono que os sedentários. Aqueles que praticaram exercícios dormiram aproximadamente uma hora a mais por noite, demoraram menos para adormecer e cochilaram menos durante o dia. Outra investigação descobriu que indivíduos que caminharam pelo menos seis quarteirões por dia em ritmo normal tinham um terço menos probabilidade de ter problemas para manter o sono que os sedentários. Na verdade, as pessoas que caminharam um pouco mais rápido reduziram o risco de ter distúrbios do sono em 50%!

O exercício diário também ajuda a diminuir os riscos de muitos problemas, desde doenças cardíacas até depressão e insônia. A inatividade está ligada a, pelo menos, quinze enfermidades crônicas. A recomendação diária é de 30 minutos de exercício moderado.

Exercícios com carga nos mantêm fortes e flexíveis e evitam a osteoporose. Se as dores musculares ou articulares o mantêm acordado, tente movimentos de alongamento suaves para aliviar a dor e a rigidez. A ioga, o taichi e a calistenia envolvem movimentos que aumentam a flexibilidade.

Programe-se para fazer exercícios. Corra, ande de bicicleta, nade ou trabalhe no jardim. A matrícula numa aula de aeróbica na academia ou no centro comunitário pode motivá-lo a continuar. Melhor ainda se tiver a companhia de um amigo. O que quer que faça, a persistência é fundamental.

A escolha do horário para se exercitar também é importante. Os que se exercitam cedo ficam felizes por terem realizado a tarefa antes das atividades diárias, mas, geralmente, o exercício matinal não afeta o sono. O exercício no começo do dia, especialmente o despertar prematuro, produz um pico de energia à tarde e promove cansaço após o almoço.

Parece que as pessoas com problemas de sono se beneficiam mais dos exercícios vespertinos. Eles ajudam a aumentar a disposição à tarde e a aprofundar o sono noturno. Pratique, porém, exercícios até três horas antes de dormir. Este intervalo de tempo permite a adaptação do ritmo e temperatura corporal.

Vá para a cama quando estiver sonolento

Vá dormir ao sentir sono. Muitos vão para cama quando pensam ser hora e não por cansaço. Embora este conselho pareça contradizer a dica sobre higiene do sono que recomenda o toque de recolher, em caso de insônia pode ser necessário testar para determinar a melhor hora para dormir. Ao se aproximar do horário indicado, pergunte-se: "Estou cansado? Quantas horas dormi a noite passada? Como foi o meu dia? Estou pronto para dormir?"

Se não conseguir dormir, levante-se. A insônia é geralmente um sinal de falta de sincronia dos ciclos e hábitos. A insônia pode indicar a necessidade de se reaprender práticas saudáveis para a hora de dormir.

Richard Bootzin, doutor em medicina e especialista em sono, desenvolveu uma técnica comportamental que enfatiza a associação entre a cama e adormecer rápida e facilmente. Ele recomenda que, se não adormecer em 10 minutos após deitar, deve se levantar. Corte todos os cochilos da tarde e evite ler e assistir à televisão na cama. Se acordar durante a noite e não conseguir voltar a dormir em 10 minutos, aplique a mesma regra: levante. Volte para cama apenas quando sentir cansaço.

No começo, o insone pode se levantar muitas vezes durante a noite. Mas se a insônia for causada por um hábito de sono, esta técnica pode ajudar a instituir uma rotina de sono nova e melhor. Estudos mostram uma melhora importante no sono depois do uso persistente desta técnica por um período de duas semanas.

Outros especialistas de sono enfatizam os aspectos reparadores do descanso. O Dr. Deepak Chopra discorda da sugestão de levantar e se ocupar quando não se está dormindo. Ele acredita que mesmo sem dormir, existem os benefícios do relaxamento.

Em seu livro *Sono tranquilo*, Chopra recomenda que uma vez na cama, deve-se "ficar em uma posição confortável e não se preocupar em dormir. A mente deve ficar livre. Acredite que a natureza vai guiar o descanso necessário para aquele momento, mesmo se não estiver dormindo. O sono virá naturalmente, e enquanto ele não chega, há o benefício do valioso descanso e o rejuvenescimento de todo seu organismo".

Revitalize-se com uma soneca

As sonecas combatem o cansaço. Sem equipamentos ou técnicas, eles nos ajudam a relaxar e aliviar a sonolência durante o dia. Pense na SONECA como um SOno Natural E aCAlentador, e leve o cobertor e travesseiro para uma sesta em qualquer lugar. E os que se sentem culpados e temem perder o emprego ou a reputação, deveriam considerar a soneca o SOno Normal para aumentar a Eficiência e a CApacidade.

Os críticos da soneca a comparam com os lanches fora de hora e advertem que ambos podem arruinar o apetite para uma "refeição verdadeira". Numa pesquisa com pessoas que adotam a sesta, os que dormiram durante o dia reclamaram terem recebido olhares de

Nunca tome decisões importantes antes de tirar uma soneca.

SARAH BAN BREATHNACH, ESCRITORA

reprovação da família, colegas de quarto ou cônjuges, e serem acusados de preguiçosos.

O sentimento de culpa é comum entre os que cochilam, por sua aparente indulgência. Mas a sesta diurna pode diminuir o débito de sono e deixar o indivíduo mais eficiente e criativo. Uma soneca rápida oferece alívio saudável do estresse.

Estudos realizados por pesquisadores em universidades mostram que "a soneca profilática", ou o cochilo antes de um longo período de atividade, pode melhorar a memória, humor, julgamento e criatividade. Sonecas diminuem ainda acidentes, dentro e fora das estradas. Tudo isso graças a um simples cochilo!

Como a soneca afeta o sono noturno? A coordenação é tudo. A calmaria entre 2 e 4 horas da tarde, marcada por uma baixa natural na temperatura corporal, é o melhor momento para desacelerar e relaxar. Não cochile mais tarde. Se o fizer, pode ficar mais difícil pegar no sono à noite. A duração ideal da soneca é de 20 minutos a uma hora. Mais tempo significa uma boa chance de acordar enjoado em vez de renovado.

Onde cochilar? Não desperdice tempo precioso dormindo em frente da televisão.

Acomode-se confortavelmente. Em casa, a cama e o sofá competem como favoritos para um cochilo. Há menção de muitos locais estranhos, quando se está fora de casa: o carro, a biblioteca ou o banheiro! Um entre seis adultos relatam que seus empregadores permitem o cochilo no trabalho.

Dorminhocos famosos

Muitos presidentes e outros políticos, atores e artistas, entre outros, têm algo em comum: tira(va)m uma soneca. Junte-se à lista de famosos dorminhocos, que inclui John F. Kennedy, Winston Churchill, Sophia Loren, Leonardo da Vinci, Albert Einstein e Rip van Winkle.

Você tem uma estação preferida para cochilar? Pense num fim de semana de inverno, entrar em casa depois de andar ou trabalhar no vento frio, tomar uma tigela de sopa quente no almoço, e então cochilar.

As pessoas que tiram uma soneca ficam mais criativas quando acordadas.

Sark, escritor

Ou na sesta de verão, na praia ou no hotel, um intervalo perfeito entre o dia de passeios turísticos e uma refeição ligeira à noite. Visualize o local e o momento perfeito para o cochilo.

Relaxe com um banho de imersão

A água acalma naturalmente os sentidos. Sentado na beira d'água, ouvindo o barulho das ondas, nadando, aproveitando o tratamento hidroterápico no SPA ou deleitando-se no conforto de sua banheira, a água é sempre relaxante.

Os banhos ajudam a promover o descanso físico, pois existe uma correlação entre a temperatura do corpo e o sono. A temperatura do corpo tem uma flutuação normal de 1,5° a 2°, com um pico no final da manhã ou no início da tarde e um declínio à noite, quando ficamos naturalmente com sono. Esta queda é percebida quando nos refrescamos com o banho.

Feche a porta do banheiro e desligue-se do mundo. Encha a banheira com água quente. Diminua a luz ou use velas para iluminar suavemente o ambiente. Experimente usar uma máscara ou compressa para relaxar os olhos e os músculos cansados das têmporas. Recline a cabeça em um travesseiro impermeável ou coloque uma toalha enrolada atrás do pescoço. Ouça música instrumental suave. Deixe-se levar e o tempo passar. Este ritual é um convite para o sono.

Pode-se ainda relaxar com uma ducha, erroneamente considerada uma versão estimulante do banho. A ducha quente pode ser sensual e relaxante. Prolongue o banho e deixe a água massagear músculos tensos.

Para potencializar os benefícios, experimente um banho de sais combinado com a ducha. Após um dia cansativo, relaxe a tensão muscular numa banheira com duas xícaras de sais de banho e água quente (estimulante, mas não escaldante!). Mergulhe na banheira e recoste-se usando uma toalha e um travesseiro. Quando a água começar a esfriar, levante-se e ligue o chuveiro. Lave-se com um jato de água fria e termine com um jato quente.

Controle, planeje e prepare

Como na canção de Simon e Garfunkel, *Slow down, you move too fast*. O ritmo acelerado da vida contemporânea, marcado por crescentes responsabilidades e atividades, deixa pouco tempo para descansar e recuperar a energia.

Controle-se

Tratamo-nos mecanicamente, como se pudéssemos nos ligar e desligar como uma lâmpada. Esperamos passar diretamente da agitação ao sono, acordar no dia seguinte alertas e prontos para entrar em ação. É preciso tempo, porém, para passar de uma fase a outra.

Imagine uma noite ideal ou uma manhã perfeita. A que horas iria se deitar e acordar para dormir o suficiente? Reservaria algum tempo para se alongar ou exercitar? Para escrever um diário ou orar? Como saudaria o novo dia e como o deixaria terminar? Planeje a hora de dormir e de acordar, incorporando algumas ideias à programação desta semana.

> *Caso os anos recentes tenham sido corridos, é possível que precise desesperadamente dormir.*
>
> ELAINE ST. JAMES,
> ESCRITORA

Planeje com antecedência

É normal ser difícil adormecer na noite que antecede um grande evento. Exatamente quando uma boa noite de sono nos fortaleceria para as demandas de uma entrevista de emprego ou os prazeres das férias, a ansiedade pode nos manter acordados. A solução é não forçar. Reserve um tempo extra para se preparar mental e fisicamente. Arrume a mala ou revise suas anotações mais cedo. Use o tempo antes de dormir para um banho, massagem ou outra forma de relaxamento.

Prepare-se para o dia de amanhã

O dia seguinte é motivo de antecipação prazerosa ou pavor e ansiedade? O sentimento provocado pelas atividades do dia seguinte pode afetar o sono. É fato que as manhãs na maioria dos lares são caóticas. Despertadores, discussões para usar o banheiro, busca de sapatos perdidos, preparo do café da manhã e dos lanches, verificação das mochilas e a dúvida ao sair, "Será que alimentei o cão?". Muitas pessoas optam por resolver o problema das manhãs agitadas, acordando mais cedo ou esticando a noite,

> *Geralmente descubro que, se vou dormir deixando os problemas do dia para trás, quase sempre acordo com uma solução.*
>
> ART SPIEGELMAN, ESCRITOR E CARTUNISTA

usando o tempo precioso antes de deitar para tentar deixar tudo feito. O que mais pode fazer?

A abordagem eficaz em longo prazo implica em planejamento, preparação e responsabilidades compartilhadas. Designe um tempo de preparação para a família. Reserve 30 minutos à noite para organizar as atividades do dia seguinte. Enquanto prepara o jantar, as crianças podem arrumar o material escolar e escolher a roupa. Planeje, delegue e exclua — enfatize o que precisa ser feito, elimine o que puder e vá deitar na hora.

Como os outros conseguem

É um consolo saber que não é o único que assiste à televisão até tarde ou verifica os *e-mails* de manhã cedinho, mas isso não vai ajudá-lo a recuperar o sono necessário para se sentir renovado amanhã. Como os outros enfrentam a falta de sono? Perguntei a várias pessoas o que elas fazem. Veja a seguir uma seleção das respostas que recebi.

"Eu me acalmo ligando para um amigo que trabalha no segundo turno. Se não consigo dormir, por volta de meia-noite, ficamos no telefone por cerca de 30 minutos. Isso nos ajuda a acalmar."

"Eu saio. Mesmo quando é tarde e está frio. Alguns minutos de ar fresco, apreciando as estrelas, me ajudam a voltar para cama."

"Minha mãe costumava me servir leite quente à noite. Parece que ainda funciona; talvez sejam os minerais, ou estar na cozinha, ou as lembranças, apenas. Mas isso me ajuda a dormir."

"Você leu *Simple abundance*? A sugestão da escritora é manter um 'diário da gratidão'. Agora, quando não consigo dormir, levanto e escrevo cinco coisas que aconteceram naquele dia, grandes ou pequenas, pelas quais sou grato. Isto sempre coloca as coisas em perspectiva e paro de me preocupar com coisas ruins o tempo suficiente para adormecer."

"Ler me faz dormir. Livros, revistas, desde que não sejam de suspense ou tristes. A hora da leitura na cama é geralmente o primeiro momento de parada no dia. Desfruto realmente os 15 minutos de tranquilidade e depois pego no sono facilmente."

"Coloco um CD novo e deito com uma compressa quente na cabeça. E adormeço."

"Quando não consigo dormir, minha companheira me faz uma massagem. Fricciona minhas costas e meus pés, e então, caio no sono."

"Eu sento ao piano e toco. Não uma música nova que tento aprender, mas uma antiga e fácil. Tocar é relaxante."

"Eu relembro o meu dia. Costumava me preocupar quantas coisas não tinha feito. Hoje, me surpreendo com o tanto que realmente realizei. Fico mais tranquilo e adormeço."

Como as pessoas adormecem? Tenho medo de ter perdido o jeito.

DOROTHY PARKER,
POETA E HUMORISTA

"Quando estou com dificuldade de dormir há dias, decido manter-me muito ocupado no dia seguinte. Fico exausto e na hora de dormir adormeço rapidamente, assim que coloco a cabeça no travesseiro".

"Ficar ao ar livre e ativo durante o dia ajuda a dormir à noite. Atividades sazonais, como a jardinagem ou a natação. Acho que o exercício e o contato com a natureza ajudam."

7

Relaxe, você está adormecendo...

Você fica deitado acordado, preocupado com as contas, as crianças, a saúde ou com aquilo que o chefe disse ontem? Quando está na cama, planeja o itinerário das próximas férias ou esboça o próximo grande romance americano? Seus próprios pensamentos podem ser o maior obstáculo para um sono reparador.

Se suas ideias e ansiedades impedem o sono, existem inúmeros métodos que podem ser usados para acalmar a mente hiperativa e relaxar o corpo. Aprenda a utilizar dois aliados naturais, a respiração e a imaginação, para render-se ao sono. Técnicas de relaxamento: relaxamento progressivo dos músculos, ioga, musicoterapia, meditação, massagem e trabalho corporal, também podem aumentar a capacidade de dormir profundamente.

Diminua o estresse

De acordo com um estudo recente, as pessoas que usaram técnicas de redução do estresse durante o processo de largar soníferos, dormiram melhor e tiveram menos sintomas de abstinência que as que não usaram métodos de controle do estresse. A pesquisa mostrou ainda que os indivíduos que combinam técnicas de relaxamento com outros métodos de indução ao sono têm um sono mais profundo e reparador.

Respire profundamente

Aprender a respirar? O que há para aprender? Não se trata de um processo natural? Sim, mas...

O estresse, a postura errada e nossa obsessão por abdomens sarados são alguns dos obstáculos à respiração profunda. Para uma boa saúde, a respiração deve ser completa e rítmica, deve usar o diafragma e as costelas para encher e esvaziar os pulmões. Quando se realiza a respiração diafragmática completa, um suave fluxo de ar passa pelas narinas. Na inspiração, o estômago e o tórax se expandem e levantam; na expiração, eles se contraem.

É possível aliviar a ansiedade do final do dia alterando conscientemente o ritmo e a profundidade da respiração. O relaxamento resultante da respiração profunda pode ajudá-lo a se soltar e deixar o sono chegar. Para descarregar o estresse e se preparar para ir dormir, faça duas respirações purificadoras. Respire profundamente pelo nariz e expire pelos lábios franzidos, fazendo barulho, com se estivesse apagando uma vela. Repita.

Se precisasse limitar os conselhos para uma vida mais saudável a um apenas, seria aprender a respirar corretamente.

ANDREW WEIL, MÉDICO

Respire fundo para dormir

Janet Wilson, instrutora de ioga há mais de 25 anos, recomenda esta técnica respiratória para pessoas com dificuldade para dormir. Ela combina dois elementos importantes de relaxamento: respiração profunda e mentalização.

1. Deite de costas na cama. Faça 4 respirações diafragmáticas pelo nariz (longas, lentas e profundas).
2. Vire-se sobre o lado esquerdo e faça 8 respirações diafragmáticas.
3. Deite de costas novamente e faça 16 respirações.
4. Se ainda continuar acordado, vire-se sobre o lado direito e faça 32 respirações.
5. Continue a mudar de posição nesta sequência, dobrando o número de respirações cada vez que mudar de posição.

Janet garante que as pessoas adormecem bem antes de esgotar suas habilidades matemáticas.

Também é muito relaxante prolongar a expiração e manter os pulmões vazios depois que todo ar for exalado. Para se beneficiar das respirações lentas, inspire contando silenciosamente até quatro, prenda o ar contando um, expire silenciosamente contando até oito, prenda a respiração contando até quatro. Imagine que inspira silêncio e tranquilidade e expira ruído e tensão.

Outra técnica consiste em deitar de costas confortavelmente na cama. Tome consciência de sua respiração. Prestar atenção à respiração sem tentar mudá-la pode levá-lo a se acalmar. Após alguns minutos, coloque uma mão sobre o tórax e a outra sobre o abdômen. Respire lenta e profundamente, criando uma ondulação do peito até a barriga. Tente ainda alterar a respiração ouvindo música instrumental suave.

Exercícios de visualização

Mentalize imagens repousantes antes de deitar. Na visualização, a imaginação é uma aliada do sono. Imagens tranquilas comprometem o centro de criatividade e calma, e a

> *[A imaginação é] o verdadeiro tapete mágico.*
>
> NORMAN VINCENT PEALE, CLÉRIGO E ESCRITOR MOTIVACIONAL

focalização em imagens repetitivas deixa pouco espaço no cérebro para as preocupações que o mantém alerta.

Como diretora de um relaxante devaneio, pode imaginar uma cena usando todos os seus sentidos. Por exemplo, ao escutar a letra de música *Imagine-se em um barco num rio com árvores de tangerina e céus de marmelada* [*Lucy in the sky with diamonds*], eu não só imagino um lugar tranquilo, mas também a sensação da brisa e o aroma doce e suave.

Que tal experimentar a visualização para relaxar? A inspiração para cenários tranquilos pode vir de experiência pessoal (lembra-se daquela praia isolada que visitou certa vez?), de cartões postais ou de revistas sobre natureza. Como seria um lugar repousante, as sensações, o visual, o aroma? Ele é quente e ensolarado, ou frio e revigorante? Não inclua outras pessoas na imagem; o lugar é só seu. Abaixo, algumas imagens para inspirá-lo na criação de seus "filmes mentais":

★ Conte carneirinhos. Este recurso antigo ainda funciona. Imaginar carneirinhos saltitantes ao deitar é um jeito simples de relaxar com uma imagem calmante e um foco mental simples.

★ Diminua o estresse. Pesquisas mostram que a contagem regressiva favorece mudanças fisiológicas relaxantes e positivas. Experimente contar para se acalmar, visualizando o placar mudando lentamente de 100 a zero. Se este método não é forte o suficiente para acalmá-lo, tente diminuir suas preocupações com outro desafio matemático. Imagine placas numeradas com respostas enquanto faz uma contagem regressiva silenciosa a partir de 100, em grupos de sete.

★ Imagine cenários naturais tranquilos. Depois de apagar as luzes, respire profundamente e se purifique; projete uma imagem mental de um lugar calmo. Imagine um lago tranquilo. Visualize ondulações cintilantes, sinta a brisa leve, ouça o chamado dos pássaros e perceba o ar fresco. Imagine-se ali, sentado sozinho, respirando lentamente e aproveitando a tranquilidade ao ar livre.

★ Imagine-se num campo de flores silvestres. Visualize uma tela de Monet com um campo de papoulas. Atravesse o prado vibrante com o sol brilhando atrás. Fique neste lugar seguro o tempo que desejar.

Imagem guiada

A imagem guiada, um método de visualização mais dirigido, é uma ferramenta poderosa para a saúde e a cura. Pode-se usar um áudio com instruções ou um terapeuta pode ajudá-lo a construir uma imagem individualizada. A *Academia para Imagens Guiadas* relata que "um volume crescente de pesquisas médicas mostra que imagens exercem forte influência sobre cada importante sistema de controle do organismo, estimulando funções vitais, como o batimento cardíaco, a pressão arterial, o fluxo sanguíneo, a cicatrização e o sistema imunológico". Muitas dessas mudanças promovem o relaxamento e melhoram o sono.

★ Visualize uma maneira de se livrar das preocupações. Fique deitado em silêncio, com os olhos fechados. Imagine uma cesta sobre o colo. Nomeie suas maiores preocupações, uma a uma, colocando-as na cesta. Imagine-se caminhando para um riacho e despejando o conteúdo da cesta na água. Observe suas preocupações sendo levadas pela corrente.

Relaxamento muscular progressivo

O relaxamento muscular progressivo (RMP) é uma técnica simples, mas poderosa, que envolve a contração e o relaxamento de grupos musculares diferentes, em sequência específica. A técnica funciona porque o relaxamento muscular e a ansiedade são incompatíveis. Ao contrair e relaxar os músculos, experimentará o alívio concomitante do estresse. Um homem que sofria de insônia aprendeu a técnica em uma aula de ioga. Sua esposa relata que sempre que surge a dificuldade para dormir, ele pratica o RMP e "se desliga como uma lâmpada". Isto também pode funcionar para você.

Como fazer o RMP

1. Encontre uma posição confortável. De dia, pode-se sentar em uma cadeira. Na hora de dormir, deite de costas. Reserve alguns minutos para encontrar a posição adequada.

2. Começando pelos pés e progredindo pelo corpo, contraia e relaxe cada grupo muscular. Primeiro, contraia o pé esquerdo, esticando e alongando os dedos em ponta ao máximo do conforto. Não force. A tendência inicial é prender a respiração ao contrair; em vez disso, continue a respirar consciente lenta e profunda. Fique na posição por cinco segundos. Relaxe o pé.

3. É mais fácil perceber o relaxamento comparando um músculo relaxado com um tenso. Consegue notar alguma diferença entre o pé esquerdo e o direito? Talvez perceba leveza, peso, alongamento, relaxamento ou calor no pé esquerdo. Estas são

Restaurador natural do cansaço, o sono reparador!

EDWARD YOUNG

algumas formas de descrever o relaxamento muscular.
4. Repita a contração e relaxamento no pé direito. Suba para a panturrilha, joelho e músculos da coxa. Continue a respirar conscientemente. Alterne a contração e relaxamento nos lados direito e esquerdo do corpo. Contraia o músculo, segure e relaxe.
5. Suba para a virilha, os glúteos e o abdômen, depois para as costas, braços e mãos.
6. Prossiga, contraindo e relaxando o pescoço, o rosto e a cabeça. Estique os músculos da mandíbula e relaxe. Aperte os olhos fechados, segure e relaxe. Vá para a testa.
7. Termine esfregando as mãos e colocando as palmas delicadamente sobre os olhos.

A poderosa meditação

A meditação é o principal método para acalmar o fluxo constante de pensamentos e imagens em nossos cérebros hiperativos. Ela também nos ajuda a relaxar e ter a sensação de viver no momento presente. As pessoas que meditam regularmente afirmam que a prática é uma ferramenta poderosa para melhorar a saúde física, o bem estar emocional e a serenidade espiritual.

A meditação pode ser praticada em qualquer momento do dia ou da noite. Logo após a prática, perceberá alguns benefícios mas, assim como outras técnicas de relaxamento, os efeitos positivos são cumulativos.

Para melhores resultados, estabeleça hora e local constantes para a meditação. A noite é um bom momento para o silêncio e a reflexão, e a meditação pode ajudar a desacelerar na transição para o sono. É comum aqueles que acordam no meio da noite incomodados pelo excesso de pensamentos acharem que uma meditação rápida na cama ajuda a limpar a mente para voltar a dormir facilmente.

O que esperar da meditação? Se não consegue parar de pensar quando tenta se aquietar, lembre-se de que pensamentos e distrações são normais. O objetivo é observar os pensamentos e simplesmente deixá-los passar tranquilamente.

Pense que a sessão de meditação é como uma viagem num barquinho, deslizando suavemente por um rio, de forma tranquila, sem muito esforço. Há muitas pessoas, animais e objetos interessantes nas margens; observe-os, mas não tente se envolver; eles logo desaparecem do campo de visão e da consciência.

Faça a mesma viagem com os seus pensamentos. Caso se envolva numa discussão interna, não lute. Conscientize-se e retorne passivamente ao foco mental e a uma respiração tranquila. Deixe os pensamentos serem levados de sua consciência.

Como acontece com qualquer nova habilidade, a meditação requer prática. Comece com práticas diárias de 5 a 10 minutos e progrida até 20 minutos. Se tiver medo de dormir ou perder a hora, ajuste um alarme silencioso, para que possa relaxar completamente, sabendo que poderá voltar à rotina habitual quando chegar a hora. Mas não fique muito obcecado com o tempo. A ideia é incentivar e treinar o corpo e a mente a entrar num estado de relaxamento quando necessário.

O efeito do relaxamento

Em seu livro de 1975, o cardiologista Herbert Benson foi o primeiro a descrever o efeito do relaxamento. Em busca de um tratamento seguro e eficaz para pacientes hipertensos, o Dr. Benson e sua equipe da Universidade de Harvard associaram estudos médicos e científicos ocidentais a tradições espirituais orientais. O grupo médico de Boston ficou convencido que as mudanças no estilo da vida, com ênfase no relaxamento, podem reverter o risco de ataque cardíaco, derrame e sintomas relacionados ao estresse, como a insônia.

Os quatro elementos básicos necessários para obter mudanças fisiológicas positivas decorrentes do relaxamento são: ambiente tranquilo, foco mental específico, como a repetição de uma palavra ou olhar fixamente a chama de uma vela, uma atitude passiva e observadora e uma posição relaxante e confortável.

1. Sente-se numa cadeira ou no chão, com as pernas cruzadas.
2. Calmamente, dirija a atenção para a respiração. Respire de forma completa e profunda.
3. Ao inspirar, pense "um", depois expire. Inspire novamente, focalize na palavra "um" e expire.
4. Durante a meditação, você pode repetir silenciosamente outras sílabas ou palavras, como "paz", "relaxado" ou "om".
5. Continue a meditar por 10-20 minutos.

Esta técnica pode parecer estranha nas primeiras tentativas. O desafio é praticar por 10-20 minutos, uma ou duas vezes por dia, durante duas semanas. Avalie seu progresso. Sente alguma diferença após as duas semanas? Está mais relaxado? Então insista. Os benefícios desse método de gestão do estresse podem melhorar o potencial para o sono.

Ioga revigorante

Embora historicamente enraizada na religião oriental, a ioga se popularizou nos Estados Unidos como um programa de exercícios, revigorante e relaxante. A ioga oferece benefícios físicos, psicológicos e espirituais. Esta prática versátil mente/corpo aumenta a flexibilidade, a força e o tônus muscular; ajuda na construção da imunidade física, corrige a postura e melhora a digestão e a circulação. Os praticantes também dizem que a ioga ajuda a aumentar a consciência corporal e alivia os padrões de estresse crônico.

A Clínica Integrativa de Medicina da Universidade do Arizona informa que a ioga foi extremamente útil no tratamento de distúrbios relacionados ao estresse, incluindo a insônia. A clínica recomenda ainda a ioga como coadjuvante no tratamento da hipertensão, artrite, diabete, dor crônica nas costas e problemas digestivos.

Veja quem faz aulas de ioga. Recentemente, Susan, assistente social, casada, com dois filhos, começou a praticar ioga numa academia local. Rebecca, universitária, se inscreveu nas aulas de Ioga 101 para cum-

Existe abundância de tudo, mesmo de sono e de amor.

HOMERO

prir as exigências de educação física de sua escola. E o número de interessados cresce rapidamente. O *Jornal da ioga* estima que aproximadamente 12 milhões de americanos praticam-na regularmente, um crescimento enorme nos últimos seis anos.

Se você quiser se unir a essa multidão de pessoas interessadas em vida saudável, escolha um local para praticar: no centro comunitário, na escola de ioga, na universidade ou no centro de saúde. A melhor forma de aprender ioga é com um instrutor qualificado, o acompanhamento e a prática são as chaves para o sucesso.

Além de aulas de nível inicial, intermediário e avançado, são oferecidas aulas para pessoas com necessidades especiais, como idosos ou mulheres com câncer de mama. Os centros de ioga também informam o estilo ou escola que seguem. Procure por uma aula de *hatha*-ioga para iniciantes. As aulas de *power*-ioga, *ashtanga* e *iyengar* são geralmente mais extenuantes. Faça uma aula experimental ou converse com o instrutor para descobrir uma prática adequada ao seu nível de habilidade.

Uma aula típica para iniciantes começa com exercícios respiratórios e relaxamento. A seguir são realizadas posturas corporais, ou *asanas*, uma série de alongamentos e posições, realizada em pé, sentado ou reclinando. Torções suaves, retroflexões ou lateroflexões e posturas de equilíbrio fazem parte da prática. B.K.S. Iyengar, mestre de ioga, explica: "a cada postura corresponde um repouso", sem haver esforço nem competição. Deve-se manter a postura durante o tempo que julgar confortável, dentro dos limites da flexibilidade. A aula acaba com uma meditação.

A prática da ioga é calmante em qualquer hora do dia. A Associação Americana de Ioga, porém, adverte que uma prática completa à noite pode ser muito revigorante e interferir no sono. Entretanto, para as pessoas privadas de sono, uma sessão de 15 a 30 minutos, antes de dormir, com alongamentos suaves e respirações rítmicas, pode promover o sono.

Livros e vídeos com instruções fáceis de seguir podem completar a prática em casa. Alguns foram planejados especialmente para ajudá-lo a dormir melhor. Antes de comprar um vídeo, avalie quanto tempo poderá dedicar à ioga, pois as sessões duram geralmente de 20 a 60 minutos.

Música para dormir

A escritora Diane Ackerman descreve sensorialmente a música como o perfume para ouvir. No livro *Uma história natural dos sentidos*, ela explica que "os sons engrossam o caldo sensorial de nossas vidas, e dependemos deles para interpretar, comunicar e expressar o mundo que nos cerca". Podemos nos sentir agredidos pelos diversos ruídos de cada dia, mas nosso humor também pode ser afetado positivamente quando ouvimos melodias edificantes e tranquilas.

Ficou demonstrado que a musicoterapia beneficia pacientes em hospitais e casas de repouso. O poder de cura da música durante procedimentos diagnósticos e cirúrgicos, assim como nos quartos dos pacientes, ajuda a aliviar a dor, diminui a depressão e a apreensão, acalma os sentidos e promove o sono. Na verdade, ela pode reduzir a dor e a quantidade de remédios para dormir do paciente.

> *A chuva toca uma canção de ninar sobre nosso telhado à noite – e eu adoro a chuva.*
>
> LANGSTON HUGHES

Indivíduos com doenças relacionadas ao estresse se beneficiam com o relaxamento promovido pela música. Num estudo, 24-25% das pessoas com insônia adormeceram mais facilmente depois de ouvir música *new age* ou clássica. Outras pesquisas mostram que ouvir música suave pode diminuir a ansiedade, a pressão e os batimentos cardíacos.

Uma vantagem importante do relaxamento com música é que não existe um período de treinamento e nenhuma técnica a ser apren-

> ### O som harmonioso da harpa
>
> A harpista Melissa Collins relata que, de acordo com a tradição irlandesa, um mestre é aquele cuja música pode afetar as pessoas de três formas importantes: fazendo-as rir, chorar e dormir. Quando Melissa toca para pacientes psiquiátricos, eles se beneficiam de todas as formas. Ouvir o som da harpa antes de dormir também pode afetá-lo emocionalmente e embalar seu sono.

dida: o impacto é imediato. O Dr. Larry Dossey, ex-diretor de uma clínica de *biofeedback*, aponta que "a música fornece a porta de entrada para muitas pessoas, que, de outra forma, estariam impossibilitadas de alcançar estados de relaxamento".

Que tipo de música o relaxa: música orquestrada, clássica, jazz? Não sabe por onde começar? Don Campbell, autor de *O efeito Mozart*, recomenda passagens específicas das composições de Mozart para "curar o corpo, fortalecer a mente e liberar o espírito criativo". Para uma escuta inspiradora, procure por seleções de música para relaxar ou gravações de sons da natureza. Ouça música instrumental lenta e suave, para acompanhar um banho de imersão, a prática da ioga ou apenas cochilar. E lembre-se: a transição para o sono será mais fácil com um equipamento de som com desligamento automático silencioso.

Trabalho corporal e cura pelas mãos

O trabalho corporal compreende inúmeras técnicas que envolvem o toque ou a manipulação do corpo, para melhorar a saúde e tratar enfermidades. Estas técnicas podem ajudar a aliviar doenças relacionadas ao estresse, incluindo a insônia. Alguns métodos trabalham para aumentar sutilmente o fluxo de energia no corpo. Antigas tradições orientais ensinam que muitas doenças são causadas por um bloqueio da energia vital universal, ou *qi* (pronuncia-se ki), que circula em todas as coisas. O objetivo é desbloquear esta energia para aumentar a capacidade de cura natural do corpo.

Massagem

A mais popular das modalidades de terapia corporal, a massagem terapêutica promove uma sensação global de bem-estar e relaxamento. A massagem relaxa músculos enrijecidos enquanto diminui os batimentos cardíacos e a pressão arterial. Ela fortalece o sistema imunológico e ajuda o corpo a liberar toxinas. Também diminui o nível de hormônios do estresse no corpo e aumenta a produção da endorfina, um analgésico natural. É especialmente indicada para problemas com o sono, decorrentes de estresse, enxaquecas, dores e rigidez muscular e articular.

Reflexologia

A reflexologia baseia-se na ideia de que os pés são minimapas do corpo e órgãos internos. Os reflexologistas tratam de uma ampla variedade de problemas relacionados ao estresse, pressionando diversos pontos de reflexo ou de pressão nos pés, que aliviam os sintomas em outro lugar do corpo. Esta técnica de cura pode aliviar a tensão que causa problemas de sono.

Reiki

O reiki, antiga prática japonesa, tem sido utilizado como auxiliar da medicina convencional em hospitais e na psiquiatria, e também no tratamento do público em geral. O praticante do reiki posiciona as mãos delicadamente sobre o corpo da pessoa, principalmente perto dos sete centros de energia conhecidos como chacras, para liberar bloqueios de energia. Os terapeutas afirmam que o reiki acelera a cicatrização e a recuperação pós-operatória, e alivia a dor, o estresse, a ansiedade, as dores de cabeça e a insônia.

Acupuntura

A acupuntura é um ramo da medicina chinesa tradicional. Esta prática curativa também se

> *A noite com seu trem de estrelas*
> *E sua grande dádiva de sono.*
>
> WILLIAM ERNEST HENLEY

baseia na crença de que a doença é causada por um desequilíbrio na energia corporal. O acupunturista insere agulhas extremamente finas no corpo do paciente, ao longo dos meridianos, ou caminhos da energia, estimulando seu fluxo. Os pacientes geralmente relatam pouco ou nenhum desconforto, apesar de sentir alguma pressão nos pontos das agulhas.

Acupressão e Shiatsu

A acupressão, outra técnica chinesa antiga, e o *shiatsu*, um método japonês, utilizam a pressão do dedo, em vez de agulhas, para estimular as capacidades curativas naturais do corpo. Esta manipulação física dos pontos de energia limpa os canais de energia, alivia a tensão e trata a doença.

Você também pode experimentar a estimulação dos pontos de acupressão. Pressione delicadamente o ponto específico (veja à direita), usando a ponta dos dedos, firmemente ou com um movimento circular de massagem, por aproximadamente um minuto. Depois de um intervalo, repita, alternando pressão e intervalo, até sentir uma espécie de liberação. Os iniciantes não devem exceder 5 minutos em qualquer ponto.

Como reconhecer o ponto certo? Os pontos de pressão "se revelam com uma sensação de sensibilidade, formigamento, dor ou um pequeno desconforto", explica Michael Castleman em *Nature's cures*.

Os pontos de acupressão da insônia

1. **A mão.** Com a palma voltada para cima, descubra a junção onde o pulso encontra a mão, usando o polegar da outra mão; esfregue um pouco abaixo da primeira linha do pulso.
2. **O rosto.** Usando as pontas dos dedos médio e indicador, aplique uma pressão no ponto entre as sobrancelhas, na junção da ponte do nariz com a testa.
3. **A nuca.** Massageie delicadamente os pontos de pressão na reentrância da base do crânio, na parte posterior da cabeça; mova os dedos 2,5 cm para fora, em ambos os lados, na base do couro cabeludo.

8

Medicamentos naturais

Há uma ampla variedade de recursos naturais que nos ajudam a dormir. Banhos de ervas, compressas e travesseiros podem embalar carinhosamente o sono. Os chás, cápsulas, tinturas e extratos de ervas são as escolhas mais eficazes. Produtos homeopáticos e suplementos também são válidos no tratamento da insônia. Muitos desses itens são encontrados em lojas de produtos naturais.

> *Os sonhos nunca influenciam diretamente meu trabalho em termos de enredo, movimento ou ideia. Eles trazem o colorido e fazem o contraponto ao trabalho, funcionando quase como um acompanhamento sinfônico para o que estou fazendo.*
>
> MAURICE SENDAK

Por que ervas? Muitas pessoas deixam os sedativos e tranquilizantes químicos por conta dos efeitos colaterais. Nos últimos anos, o renascimento do uso de ervas aumentou o uso de remédios naturais alternativos.

Camomila calmante

A camomila (*Chamaemelum nobile* ou *Matricaria recutita*) é a escolha perfeita para uma noite tranquila. Alexandra Stoddard, decoradora de interiores e autora de livros sobre estilo de vida, apareceu num episódio do programa de Oprah, sentada na cama, tomando uma xícara de chá de camomila. Prepare uma bebida relaxante com as belas flores da camomila, que também são excelentes no banho, para adultos insones e bebês irrequietos.

O aroma do chá de camomila lembra um pomar de maçãs. A erva tem um efeito relaxante sobre o sistema nervoso, pois contém um componente que afeta os mesmos receptores que os ansiolíticos.

Além de ajudar a dormir, esta erva maravilhosa relaxa o sistema digestivo e é de uso tradicional no tratamento de dores de estômago, úlceras e cólicas. Uma xícara de chá de camomila alivia a azia e a má digestão. Lembra-se de Peter Rabbit? Na história infantil, a mãe serve uma xícara de chá de camomila para Peter depois de ele fugir do jardim do Sr. McGregor. Muitos especialistas também recomendam esta erva para as cólicas infantis.

> ### Preparo do chá de camomila
> Para fazer um chá gostoso, não coloque a camomila em infusão mais que cinco minutos, para não deixá-la amarga.

Em seu maravilhoso livro sobre banhos, *Water Magic*, Mary Muryn descreve como a camomila pode atrair o sono. Depois de uma vaporização facial com chá de camomila, coloque os sachês úmidos de chá sobre os olhos, enquanto relaxa na banheira com água aromatizada com camomila, bebendo uma xícara fumegante de chá. Quando este ritual é acompanhado de uma vela perfumada, música suave e um travesseiro aromático, qualquer pessoa relaxa o suficiente para dormir. (Mas espere até sair do banho e deitar-se confortavelmente na cama!)

Cuidados com a camomila

Como acontece com qualquer erva, as reações individuais podem variar. Mesmo que o *Livro de referência para médicos* para ervas medicinais relate que a camomila tem "um potencial fraco de sensibilização", algumas pessoas, especialmente as que sofrem de rinite alérgica e outras alergias, podem ter uma reação alérgica. A FDA [*Federal Food and Drug Administration*] americana refere-se à camomila como "segura em geral".

O acalento da lavanda

Muita gente sonha com os maravilhosos e perfumados campos de flores francesas. Em vez de férias na Europa, podemos ser embalados para dormir nos entregando à lavanda (*Lavandula spp.*) por uma noite. Entre os atributos desta erva versátil está a capacidade de combater a insônia, o nervosismo e as dores de cabeça – e de um modo muito elegante! A beleza de sua coloração purpúrea e o aroma sugestivo tornaram a lavanda um ícone por séculos.

Para o verdadeiro apreciador da lavanda, as maneiras de usar esta planta aromática e calmante nunca se esgotam. Pode-se preparar um banho quente com sais de banho e usar um sabonete de lavanda. Para dor de cabeça, faça uma compressa (com toalha molhada na água do banho ou no chá de lavanda forte, torcida e colocada sobre a testa). Diminua a luz do banheiro e acenda velas, aromatizadas com lavanda.

Uma xícara de chá sedativo, preparado com folhas secas de lavanda orgânica, é uma delícia. Use um lençol levemente borrifado, enquanto seca, com água de lavanda para perfumar o quarto. Ou vaporize um *spray* de lavanda. Peça para seu companheiro

> *E ela ainda dormia um sono azul,*
> *Em lençóis brancos, macios e perfumados com lavanda.*
>
> JOHN KEATS

fazer uma massagem nas costas com óleos essenciais de lavanda e sândalo. O toque final é descansar a cabeça num travesseiro aromatizado com lavanda, para garantir uma noite tranquila.

Sais de banho para um sono reparador

Esta receita prepara um complemento maravilhosamente relaxante para seu banho. Presenteie sais calmantes de banho embalados em belos vidros.

$2/3$ de xícara de bicarbonato de sódio
$2/3$ de xícara de sais de Epsom
$2/3$ de xícara de sal marinho
25–30 gotas de óleo essencial de lavanda

1. Misture bem o bicarbonato de sódio, os sais de Epsom e o óleo essencial de lavanda em tigela média não porosa.
2. Tampe a tigela com um tecido de algodão e deixe secar durante a noite.
3. Mexa a mistura, quebrando os pedaços pequenos.

Modo de usar: despeje ½ xícara de sais de banho na água enquanto enche a banheira.

Outras ervas que facilitam o sono

Muitas ervas são reconhecidas por suas qualidades soníferas e relaxantes. Apesar de estarem disponíveis individualmente, muitas empresas criaram fórmulas eficazes. Experimente chás de ervas, tinturas medicinais (extratos líquidos, que conservam as qualidades medicinais das ervas em base de álcool ou glicerina), ou cápsulas, 30 a 45 minutos antes de dormir.

Papoula da Califórnia

A papoula da Califórnia (*Eschscholzia californica*) contém alcaloides com efeito semelhante aos opiáceos, à codeína e à morfina, porém mais suave (e legal!). Esta erva medicinal ajuda a reduzir a ansiedade e promove o sono. A papoula da Califórnia geralmente é encontrada em fórmulas que combinam ervas sedativas.

Erva do gato

Apesar de ser um estimulante para os felinos, a erva do gato (*Nepeta cataria*) tem o efeito oposto nos humanos. Esta planta saborosa, fácil de cultivar e semelhante à hortelã, faz um chá sedativo suave, além de ser um bom suplemento para os banhos e travesseiros aromáticos.

Lúpulo

O lúpulo (*Humulus lupulus*) era utilizado pelos nativos americanos por suas propriedades sedativas e digestivas, antes do conhecido uso como ingrediente da cerveja. As flores cônicas do lúpulo são fortemente perfumadas e de sabor um tanto amargo. Deve ser usado desidratado, mas a planta perde sua eficácia rapidamente quando armazenada, portanto compre pequenas quantidades. A FDA inclui o lúpulo na sua lista de ervas que são "geralmente consideradas seguras".

Por ter propriedades estrogênicas, com efeitos semelhantes aos hormônios femininos, não deve ser usado por pacientes com câncer de mama. Os efeitos hormonais, porém, parecem beneficiar mulheres na menopausa. Susun Wedd, professora de saúde feminina e especialista em ervas, recomenda o chá de lúpulo como um sonífero poderoso e aliado hormonal para mulheres que sofrem com suores noturnos. As qualidades sedativas do lúpulo se evidenciam quando as flores desidratadas são usadas no chá de ervas ou na tintura, ou em banhos e travesseiros.

Cava-cava

Antiga erva medicinal e cerimonial do Pacífico Sul, a cava-cava (*Piper methysticum*), foi reconhecida como um remédio para ansiedade, leve à moderada, e para a insônia. Ajuda a produzir uma sensação de relaxamento e a aguçar os sentidos, mantendo a agilidade mental. Medicamentos farmacêuticos ansiolíticos são mais sedativos e interferem mais nas funções mentais e físicas que a cava-cava.

Cuidado com esta erva. Na primavera de 2002, a FDA divulgou um aviso ao consumidor alertando sobre o risco potencial de danos hepáticos graves associados ao uso de produtos com cava-cava. Alguns países europeus retiraram do mercado os suplementos que continham a planta.

> *Oh, sono,*
> *Oh, sono bondoso,*
> *Pensei com*
> *gratidão,*
> *Enfermeiro*
> *gentil da*
> *natureza!*
>
> ELIZABETH KENNEY,
> ENFERMEIRA

A FDA recomenda que as pessoas com doenças ou problemas hepáticos, ou aquelas que tomam medicamentos que podem afetar o fígado consultem um médico antes de usar cava-cava. Consumidores devem interromper o uso da erva se surgirem sintomas de icterícia (incluindo urina escura e amarelamento dos olhos).

Erva-cidreira

Alternativa deliciosa aos sedativos herbáceos amargos, a erva-cidreira (*Melissa officinalis*), de sabor e aroma cítrico delicioso, ajuda a aliviar a ansiedade, a insônia, as cólicas menstruais e problemas digestivos leves. Nos estudos que usaram uma combinação de extrato de valeriana e erva-cidreira, os efeitos se mostraram tão poderosos quanto os soníferos farmacêuticos. Pode ser usada em chás, tinturas, banhos e travesseiros.

Palha de aveia

Uma xícara de chá de aveia? É claro que o uso da aveia em flocos para um nutritivo café da manhã é mais conhecido. Mas as especialistas Susun Weed e Deb Soule recomendam a palha da aveia (*Avena sativa*) como um relaxante e calmante suave. Acredita-se que a aveia fortalece o sistema nervoso e alivia a dor. No banho, os flocos acalmam a pele irritada.

Apesar de não ser forte o suficiente para pessoas com problemas de sono persistentes, uma xícara de chá pode ajudar na insônia ocasional, causada por tensão nervosa, ansiedade ou sintomas da menopausa.

Maracujá

O maracujá (*Passiflora incarnata*) está aprovado como sonífero desde o tempo dos astecas e incas. Atualmente, é muito popular na Europa. A especialista em ervas Kathi Kevile o recomenda para a privação de sono decorrente de tensão muscular ou mente hiperativa. Sozinho já é um sedativo suave, mas combina bem com a valeriana, e geralmente é usado em misturas para chá, em cápsulas e fórmulas de tinturas.

Solidéu

Terapeutas têm muitos testemunhos sobre o valor do solidéu (*Scutellaria lateriflora*) como relaxante e sedativo, usado no tratamento da insônia e de distúrbios nervosos e como antiespasmódico para câimbras. Susun Weed declara: "O delicioso e aromático solidéu é o meu analgésico e sonífero preferido". É comum ser incluído em fórmulas comerciais de soníferos.

Erva-de-são-joão

Com o apelido de "Prozac das plantas", a erva-de-são-joão (*Hypericum perforatum*) é um tratamento eficaz para a depressão leve à moderada. Estudos mostram ser tão eficaz quanto muitos antidepressivos, com uma taxa muito menor de efeitos colaterais. Este fitoterápico é extensamente usado na Europa e sua popularidade cresceu nos Estados Unidos desde o final da década de 1990.

Pode ajudar quando a insônia está associada à depressão. Como a depressão é um problema de saúde com possíveis consequências graves, consulte um médico para obter o diagnóstico e tratamento corretos. Ao contrário de outros fitoterápicos para insônia que podem ser empregados segundo a necessidade, a erva-de-são-joão deve ser ingerida diariamente. Os efeitos benéficos podem demorar de quatro a seis semanas para aparecer.

Seu uso pode reduzir a eficácia de outros medicamentos. A FDA emitiu um aviso a respeito do uso desta erva combinada com remédios alopáticos, incluindo medicamentos contra o câncer, para o coração, para AIDS, drogas contra a rejeição em transplantes, e alguns tipos de contraceptivos orais. Pode aumentar ainda os efeitos de algumas drogas anestésicas. Consulte um médico quando estiver tomando medicamentos controlados e também antes de uma cirurgia.

Valeriana

A valeriana (*Valeriana officinalis*) é a principal erva no tratamento de insônia e estresse. Estudos alemães provaram seus benefícios como relaxante, sem efeitos colaterais sedativos. Incluída na lista de ervas da FDA como "geralmente considerada segura", é usada ainda no tratamento de cólicas menstruais, dores nas costas, dores de cabeça associadas ao ciclo menstrual e distúrbios intestinais.

Uma vez a cada vinte e quatro horas, o alegre e o triste, o arguto e o estúpido, o barulhento e o silencioso, o ativo e o indolente, todos são dominados pelo tirano gentil, e todos se deitam na equidade do sono.

SAMUEL JOHNSON,
PERSONALIDADE
LITERÁRIA INGLESA
DO SÉC. 18

Combinada com a erva-cidreira, de sabor mais agradável, seu odor forte é encoberto e as qualidades relaxantes realçadas. Experimente esta combinação em extratos líquidos e cápsulas. (Nota: para uma pequena parte dos usuários, a valeriana é estimulante em vez de relaxante; neste caso, interrompa o uso). O Dr. Andrew Weil adverte que pessoas com disfunção renal ou hepática não devem tomar valeriana, exceto sob supervisão médica.

Ervas orientais

Praticantes de medicina chinesa recomendam as sementes de jujuba (*Ziziphus jujuba*) no tratamento da insônia. Como a maioria das pesquisas sobre a segurança e eficácia da jujuba foi realizada na China e ainda não foi traduzida, ela deve ser usada apenas depois de consultar um especialista em medicina chinesa tradicional. Pode ser encontrada disponível em cápsulas, combinada com outras ervas chinesas.

Alguns praticantes da medicina Ayurvédica, um ramo da medicina tradicional indiana, recomendam a *ashwagandha* (*Withania somnifera*), antigo medicamento fitoterápico, para o tratamento da insônia. Também conhecida como o "ginseng indiano", a ashwagandha oferece benefícios energizantes e calmantes. O extrato padronizado pode ser misturado ao leite quente no preparo de uma bebida calmante.

Outros praticantes de *Ayurveda* recomendam o uso tópico de óleos de ervas, enquanto cuidamos do cabelo. Escovar os cabelos ou massagear o couro cabeludo com óleos infundidos com *bhringaraj* (*Eclipta alba*) e *gotu kola* (*Centella asiatica*) acalma a mente e promove um sono reparador.

Chás de ervas

Mark Blumenthal, diretor executivo do Conselho Botânico Americano, descreveu claramente o apelo da hora do chá, ao dizer "Beber chá pode levá-lo a outra dimensão, outro tempo e lugar, um tempo onde tudo é mais lento, mais suave, mais quente e mais aconchegante. Pode ser uma forma gastronômica da meditação."

Para facilitar o sono, adote um chá suave e sedativo para seu ritual noturno. Ele é o antídoto para um dia agitado e cheio. Coloque os pés para cima, saboreie o seu chá e ouça uma música suave. Se não conseguir achar um lugar recluso nas áreas comuns de sua casa movimentada, vá para o quarto. Feche a porta e reserve uns 20 minutos de sossego para beber seu chá lentamente.

Em dias corridos, coloque um saquinho de chá dentro da caneca, complete com água, espere três minutos, retire o saquinho com uma colher e beba. Um bom equipamento, porém, e conhecimento torna o preparo do chá mais agradável. Veja como fazê-lo corretamente:

1. Encha o bule com água bem quente para aquecê-lo, enquanto a água para o chá está fervendo.
2. Esvazie o bule e coloque uma medida de chá a granel. Use uma colher (chá) de erva desidratada ou uma colher (sopa) de erva fresca para cada xícara de água fervente.
3. Despeje a água fervente sobre as ervas. Tampe o bule e deixe-as em

infusão de 5 a 10 minutos, ou mais, se o uso for medicinal.
4. Coe e sirva o chá quente. Se desejar, adicione leite. Se for beber o chá antes de dormir, use apenas uma pequena dose de adoçante, já que pode ser estimulante.

Chá de ervas para um sono reparador

Esta bebida sedativa tem suave sabor cítrico.

   1 xícara de flores de camomila desidratadas
   1 xícara de erva-cidreira desidratada
   ½ xícara de erva do gato desidratada
   ½ xícara de palha de aveia desidratada
   ¼ de xícara de valeriana ou lúpulo (opcional)

1. Misture bem as ervas e guarde em pote hermeticamente fechado.
2. Use 1 colher (chá) da mistura para cada xícara de chá.

Banhos de ervas

Adicione ervas ao banho para realçar suas qualidades naturais na redução do estresse e promoção do sono. Você pode usar aromas calmantes em óleos essenciais, sais de banho ou sachês.

Sachês de banho para um sono reparador

Esta receita usa um maravilhoso buquê de ervas aromáticas que promovem o sono. A aveia é um ingrediente ótimo para amaciar a pele, especialmente no inverno.

- 1 xícara de flores de camomila desidratadas
- 1 xícara de flores de lavanda desidratadas
- 1 xícara de aveia (opcional)
- ½ xícara de lúpulo desidratado
- ½ xícara de pétalas de rosa desidratadas

1. Junte todos os ingredientes.
2. Coloque ½ xícara da mistura no centro de um pedaço de tecido permeável e amarre bem. (Saquinhos de algodão ou musselina, amarrados com uma fitinha dão certo, assim como panos de prato finos).
3. Ao preparar o banho, prenda a fita na torneira para que a água escorra através do saquinho ao encher a banheira.

Travesseiros de ervas

Os travesseiros de ervas têm uma longa história. Hildegard Von Bingen, madre superiora e especialista em ervas do séc. 17, recomendava o uso de sachês de ervas para melhorar o sono. Os travesseiros eram muito usados no período colonial, para promover o sono e a cura de enfermidades.

O travesseiro é um companheiro maravilhoso, em casa ou viajando; alguns donos de pousadas os oferecem aos hóspedes com ervas aromáticas. Muitos viajantes levam um pequeno sachê de ervas na bagagem de mão para acalmar os sentidos durante as viagens aéreas e tornar as noites passadas em quartos de hotel abafados mais agradáveis.

Aromas sedativos

A preocupação mais importante ao preparar um travesseiro de ervas está na escolha da mistura certa de aromas sedativos, que ajudam a relaxar e dormir. Comece com uma combinação de lavanda, camomila, erva-cidreira, lúpulo e pétalas de rosas desidratadas. O autor Jim Long apresenta inúmeras receitas

A noite chega,
E o sono,
sobre este
nosso pequeno
mundo,
Abre suas asas
protetoras e
curativas.

ELIZA LEE FOLLEN,
ESCRITORA E POETA

para travesseiros perfumados para sonhar e dormir, em seu livro lindamente ilustrado, *Making herbal dream pillows*.

Observe que nem toda erva relaxante tem aroma ou traz associações agradáveis. Há os que digam que o lúpulo, uma erva muito calmante, tem um cheiro muito acre, mas sua combinação com aromas mais doces, como lavanda e rosa, aumenta suas propriedades tranquilizantes, além de suavizar o cheiro.

Saiba que algumas empresas vendem o "travesseiro do sonho", que promete induzir sonhos mais vivos. Esta não é uma boa escolha para a pessoa que não consegue dormir e busca uma noite calma.

Como fazer um travesseiro de ervas

Outras considerações práticas na confecção de travesseiros de ervas são o tamanho e o formato, o tecido e a praticidade na hora da limpeza.

Recomenda-se um travesseiro pequeno, plano e fino. Ao ser colocado entre o travesseiro habitual e a fronha, seu aroma doce e calmante é liberado cada vez que virar a cabeça durante a noite. O tamanho do travesseiro geralmente varia de um quadrado de 10 cm² a um retângulo de 22x28 cm.

Existem muitas ótimas opções de tecidos, tamanho e estampas. Para maior durabilidade, faça um travesseiro com forro de musselina recheado com ervas e revestido por uma capa destacável e lavável. Use um tecido com estampa suave ou em tons de azul, para combinar com o tema do sonho.

Encha o travesseiro apenas com ervas ou molde-o primeiro com chumaços de algodão ou recheio sintético. Geralmente é mais barato fazer travesseiros com um só tipo de enchimento. Coloque 1 ou 2 colheres (sopa) de uma mistura de ervas entre as camadas do recheio. Este método também garante um travesseiro mais macio e diminui a chance de ter folhas ou galhinhos escapando do forro.

Os travesseiros recomendados para crianças normalmente são preparados com apenas uma erva, geralmente aneto, camomila ou erva do gato. Estas três ervas são boas para embalar suavemente o sono infantil e evitar pesadelos.

> *Mais que qualquer outra experiência sensorial, o olfato influencia o comportamento, a memória e muitas funções do sistema nervoso autônomo, no subconsciente.*
>
> Dr. Deepak Chopra

Travesseiro aromático para um sono reparador

Esta é uma combinação doce e potente de ervas sedativas. Ajuste as proporções de acordo com a preferência pessoal e da disponibilidade das ervas.

- 4 partes de flores de lavanda desidratadas
- 2 partes de lúpulo desidratado
- 2 partes de pétalas de rosas desidratadas
- 1 parte de camomila desidratada
- 1 parte de erva-cidreira desidratada

Aromaterapia

É comum parar para sentir o aroma das rosas? Perceba os odores a sua volta. O colega de trabalho está usando um perfume de marca? Reconhece o perfume do sabonete e xampu? Sua casa tem cheiro de flores frescas, produtos de limpeza, talco ou comida?

Diferentes odores podem agradá-lo ou incomodá-lo subconscientemente. Os cheiros influenciam o humor e a saúde e podem até afetar a capacidade de dormir. A melhor maneira de melhorar o sono é o uso de óleos essenciais calmantes.

A aromaterapia é uma prática que usa óleos essenciais para confortar e curar, e a sua aplicação medicinal tem uma longa história, especialmente na Europa. Os efeitos emocionais e fisiológicos dos óleos essenciais vão além do gosto pessoal. Cada óleo, extraído de uma erva ou flor específica, tem suas próprias qualidades curativas. Estes óleos altamente concentrados podem ser absorvidos pelo corpo através da pele ou pelo bulbo olfatório.

Os óleos essenciais representam uma solução sensível para seus problemas de sono. Relatos científicos e de senso comum destacam o óleo essencial de lavanda como a principal opção no tratamento da insônia. Compre este,

Óleos essenciais calmantes

- ★ Bergamota
- ★ Camomila
- ★ Sálvia
- ★ Lavanda
- ★ Erva-cidreira
- ★ Laranja
- ★ Rosa
- ★ Sândalo
- ★ Manjerona
- ★ Ylang-ylang

ou quaisquer outros óleos essenciais calmantes e relaxantes, simples ou combinados.

Experimente usar óleos essenciais diluídos em óleos de massagem, produtos para banho, banhos faciais de vapor, escalda-pés e travesseiros aromáticos para recuperar o sono reparador. Pulverize o quarto com um *spray* suave e estimulante. Os difusores oferecem um vapor aromático contínuo. As compressas

Cuidado

Não confunda óleos essenciais com seus homólogos sintéticos, que geralmente são vendidos para artesanato. Os óleos sintéticos não possuem as qualidades curativas das essências puras. Os óleos essenciais são altamente concentrados, portanto não os utilize puros.

Raramente são relatados problemas com óleos essenciais, mas as pessoas propensas a enxaquecas, asma e alergias de pele não devem usá-los. A ingestão de óleos essenciais não é recomendada, a menos que sob a supervisão de um aromaterapeuta certificado.

também são indicadas para a insônia causada pela tensão provocada por dores de cabeça.

A aromaterapia pode trazer alívio para o estresse e o *jet lag* do viajante. Você pode levar "sais aromáticos" feitos em casa para acalmá-lo durante um voo longo. Misture 5 a 10 gotas de óleo essencial com 2 colheres (sopa) de sal, e despeje a mistura numa garrafa pequena. Ou pingue de 1 a 3 gotas de óleo num pedaço de algodão e guarde-o num saco plástico.

Vaporizador de ambiente para um sono reparador

Use esta mistura calmante para refrescar seu quarto ou pulverize diretamente nos lençóis e travesseiros, para aprender a associar o sono com este aroma calmante.

- 1 xícara de água destilada
- 2 colheres (sopa) de vodca (opcional, como conservante)
- 9 gotas de óleo essencial de lavanda
- 6 gotas de óleo essencial de bergamota
- 3 gotas de óleo essencial de sândalo

1. Misture todos os ingredientes.
2. Agite bem a mistura antes de usar e não espirre nos móveis.

Homeopatia

Descrita como uma alternativa segura e eficaz da medicina convencional, a homeopatia é um sistema médico desenvolvido há mais de 200 anos, que continua mais popular em partes da Europa que nos Estados Unidos.

Em *Healing homeopathic remedies*, os médicos Nancy Bruning e Corey Weinstein explicam que "A homeopatia afirma que os sintomas representam os melhores esforços do corpo para se curar e, portanto, não devem ser eliminados. Ao contrário das drogas convencionais, os remédios homeopáticos estimulam nossos poderes curativos inatos, sem quaisquer efeitos colaterais prejudiciais".

Vários medicamentos homeopáticos são eficazes no tratamento de ansiedade, hiperestimulação e distúrbios emocionais que podem causar problemas de sono.

Arsenicum

Arsenicum é usado quando a insônia é causada por medo ou ansiedade; ajuda pessoas que ficam inquietas após a meia-noite e que sentem frio e precisam de mais cobertores.

> *Aproveite o orvalho doce e abundante do descanso.*
>
> WILLIAM SHAKESPEARE

Destaques da homeopatia

Estes são os princípios mais importantes, base do sistema médico homeopático.

1. A Lei da Semelhança afirma que "semelhante cura semelhante". Medicamentos homeopáticos são feitos de substâncias extremamente diluídas. Quando administrados em grandes doses em pessoas saudáveis, as substâncias provocam um conjunto específico de sintomas; o remédio homeopático diluído alivia esses mesmos sintomas na pessoa enferma.
2. Homeopatas tratam todos os sintomas. Os medicamentos são selecionados com base nos sintomas e no temperamento do indivíduo, assim como na interação entre eles.
3. A regra da dose mínima sustenta que os remédios devem ser administrados em doses infinitesimais. Os homeopatas acreditam que a diluição extrema dos medicamentos homeopáticos os torna mais potentes.

Coffea

Trata a insônia provocada por superestimulação do corpo ou da mente devida à excitação ou a más notícias. Como o nome sugere, a *coffea* é indicada para aqueles que ficam acordados por causa do consumo de café.

Ignatia

É indicada para a pessoa cuja insônia é causada por distúrbios emocionais ou tristeza, que teme não conseguir dormir e que pode ter pesadelos.

Nux vomica

É recomendada para problemas de sono causados por ingestão excessiva de café, álcool ou outras drogas; por alimentos; ou por estafa mental. O medicamento é indicado para pessoas com sono irregular, que acordam entre 2 e 3 horas da manhã.

Pulsatilla

É indicada para quem só consegue dormir depois da meia-noite e acorda algumas horas depois, geralmente com pensamentos recorrentes, como um "disco quebrado".

O uso de medicamentos homeopáticos

Podem ser encontrados em lojas de produtos naturais e farmácias homeopáticas. Dissolva os pequenos glóbulos debaixo da língua; não coma nada 15 minutos antes ou depois de tomá-los. Substâncias fortes como o café, o chocolate ou a hortelã podem anular os benefícios dos tratamentos homeopáticos, principalmente para a insônia. Leia a bula para instruções específicas. Para problemas persistentes, consulte um homeopata experiente.

Suplementos para dormir

Existem inúmeros suplementos alimentares considerados poções do sono. Alguns deles, encontrados principalmente em lojas de produtos naturais, são formas sintéticas de elementos químicos naturalmente presentes no corpo, como hormônios e aminoácidos.

Alguns têm sido foco dos noticiários e outros ainda são motivo de controvérsia. Defensores afirmam que esses suplementos são boas alternativas para melhorar o sono e críticos apontam que os efeitos de longo prazo ainda não foram adequadamente pesquisados e há questões graves levantadas a respeito da segurança.

Melatonina

Hormônio natural secretado pela glândula pineal no cérebro; sua produção aumenta à noite e cai durante o dia. Foi apelidada de "hormônio da escuridão" e afeta nosso relógio biológico e os ciclos do sono.

Existem muitas questões médicas sobre o uso da melatonina sintética como suplemento alimentar. Especialistas concordam que o uso da melatonina é adequado no tratamento da insônia, mas é melhor quando usada como remédio para evitar ou reduzir os sintomas do *jet lag*.

Com base na premissa de que os níveis de melatonina diminuem com a idade, o suplemento também é divulgado como uma "fonte da juventude". Pesquisa recente da Univer-

> *Alguns dizem que lampejos de um mundo mais distante visitam a alma durante o sono.*
>
> Percy Bysshe Shelley

sidade de Harvard, porém, levantou dúvidas sobre a diminuição dos níveis de melatonina com a idade.

Além disso, resultados de inúmeros estudos referentes à eficácia da suplementação da melatonina para a insônia diferem, assim como os testemunhos do senso comum. Numa pesquisa conduzida pela *Consumer Reports*, pesquisados avaliaram a melatonina como um tratamento menos eficaz para a insônia que os exercícios, medicamentos controlados ou de venda livre.

A *Wellness Letter* da Universidade da Califórnia, Berkely relata que a melatonina ajuda as pessoas a adormecer mais rapidamente, mas pode não ajudá-las a continuar dormindo, além de provocar "ressaca" e sonolência no dia seguinte.

Os efeitos de longo prazo da melatonina são desconhecidos. Investigação continua a estudar sua eficácia como auxiliar do sono. Devido à conexão da melatonina com nossos ciclos diários de luminosidade, estudos promissores estão sendo conduzidos com trabalhadores de segundo turno e pessoas cegas com problemas de sono. Cientistas também dizem que a melatonina é um antioxidante poderoso, que pode nos proteger de doenças crônicas. Estudos contínuos são necessários para comprovar seus benefícios.

Triptofano

O aminoácido triptofano é um precursor da serotonina, uma substância química envolvida na regulação do sono e do humor e da melatonina, um importante hormônio do sono. Até o final dos anos 1980, o suplemento de triptofano era recomendado como um remédio potente para insônia. O Dr. Peter Hauri e a Dra. Shirley Linde relatam em seu livro *Vencendo a insônia* que existem pelo menos 25 estudos que sugerem que a ingestão do triptofano à noite ajuda cerca de metade dos insones.

A FDA baniu a venda de suplementos de triptofano em 1990, depois da descoberta de um lote contaminado, que causou um surto da síndrome de eosinofilia-mialgia (SEM). A doença atingiu mais de 1.500 pessoas e provocou pelo menos 38 mortes.

Encontra-se à venda em muitos países; considerando que o surto de SEM resultou de um processo de fabricação falho e não de um problema com o próprio produto, algumas pessoas acreditam que a substância deveria ser disponibilizada novamente para o público.

5-HTP

O 5-HTP (5-hifroxitriptofano), um composto natural, está diretamente relacionado ao triptofano e também impulsiona os níveis de serotonina. Os suplementos são sintetizados das sementes da *Griffonia simplicifolia*. O Dr. Andrew Weil relata que os suplementos de 5-HTP são usados há décadas na Europa como tratamento aprovado para a depressão e problemas de sono.

Em agosto de 1998, a FDA confirmou a presença de impurezas em alguns produtos com 5-HTP comercializados como suplementos alimentares. Não foi relatada nenhuma toxidade ou doença específica. Até o momento desta publicação, os suplementos de 5-HTP se encontram disponíveis, apesar da continuidade do monitoramento destes produtos pela FDA.

Uso seguro das ervas

Ervas oferecem tratamentos naturais maravilhosos para a insônia. Porém, como todas as substâncias utilizadas com fins medicinais, devem ser administradas com cuidado para serem seguras e eficazes. Observe algumas ideias ao usar medicamentos fitoterápicos:

★ O objetivo é alcançar um sono reparador sem medicamentos. Os fitoterápicos, especialmente quando ingeridos, não são apenas para uso de curto prazo ou intermitente.

★ O fato de serem naturais não significa que não devemos ter cuidado ao ingerir ervas. Siga as doses recomendadas; *mais* não significa *melhor*.

★ Não tome sedativos herbáceos na gravidez ou no puerpério, exceto sob supervisão de um profissional de saúde.

★ Alterne medicamentos fitoterápicos para o sono; existe a possibilidade de desenvolver tolerância com o uso contínuo.

- ★ Comece com ervas e medicamentos mais leves, como uma xícara de chá de camomila e um banho de ervas, antes de passar para remédios mais fortes.
- ★ Consulte um médico antes de combinar qualquer erva medicinal com um medicamento receitado. Não use ervas calmantes quando tomar tranquilizantes, sedativos, antidepressivos, álcool, ou outras medicações para dormir.
- ★ Aconselhe-se sobre a medicina complementar com um naturopata, um especialista em ervas ou um médico.
- ★ Leia sobre medicamentos e mudanças no estilo de vida que você está adotando. Associe-se ou comece um grupo de estudos sobre ervas.
- ★ Muitos sedativos fitoterápicos devem ser tomados de 30 a 45 minutos antes de deitar. Siga as instruções da bula.

9

Quando a autoajuda não ajuda

O seu problema de sono está durando muito? A insônia crônica causa desgaste emocional e doenças. A fadiga e a irritabilidade podem turvar seu julgamento, o que torna difícil avaliar as opções e tomar uma decisão pensada.

O uso de medicamentos para o sono por um período curto pode ajudar. É interessante consultar um profissional da saúde que poderá ajudá-lo a encontrar o melhor caminho para o sono reparador.

Quando buscar ajuda profissional

Provérbio egípcio: As piores coisas são: Deitar e não dormir, Esperar por alguém que não chega, Tentar agradar e não conseguir.

F. Scott Fitzgerald

Problemas de saúde crônicos geralmente não respondem à automedicação. Se seu problema de sono é persistente ou recorrente, procure uma orientação convencional. O médico de família ou o clínico geral podem prescrever medicamentos ou encaminhá-lo para uma clínica do sono, para uma avaliação adicional.

Medicamentos controlados

A questão da prescrição de soníferos é complexa e controversa. Mais de cinco bilhões de doses destas drogas são administradas anualmente nos Estados Unidos. A potência, o tempo de tratamento e efeitos colaterais potenciais dos medicamentos variam bastante.

Medicamentos de venda livre

Algumas pessoas encontram alívio nos medicamentos de venda livre (MVL). Quando for utilizá-los para tratar de uma insônia transitória, leia a bula para verificar seus componentes e advertências. O acetaminofeno está presente em alguns soníferos de venda livre; o uso contínuo do acetaminofeno está associado a anemia, danos renais e úlceras. Muitos soníferos de venda livre também contêm anti-histamínicos, que podem causar sonolência, boca seca, impotência, vertigens, visão turva e, algumas vezes, insônia. Estudos mostram que os idosos estão mais propensos a experimentar confusão, irritabilidade, nervosismo e pesadelos quando tomam esses medicamentos. Eles também podem interferir na química cerebral crucial para a memória. A Dra. Christiane Northrup enfatiza: "Com o tempo, o uso contínuo de soníferos ou medicamentos para gripe, que contêm anti-histamínicos, pode resultar em problemas de memória e confusão."

Soníferos podem aumentar seu nível de tolerância e gerar a necessidade de doses mais altas para obter o mesmo efeito. Alguns também podem causar um efeito rebote, piorando a insônia quando o medicamento é descontinuado. Eles podem causar interações perigosas com outras medicações e nunca devem ser ingeridos com álcool, sedativos e tranquilizantes.

Educadores do sono recomendam cuidado no uso de soníferos para aliviar os sintomas da insônia temporária. Para muitos pacientes, os remédios são o único recurso para romper o ciclo frustrante insônia/fadiga. Uma mulher com dificuldade de dormir descreve a situação: "Depois de ter problemas para dormir durante várias semanas, parecia que eu estava sem saída. Nada funcionava. Procurei ajuda médica para dar um fim a minha exaustão e no medo de não dormir! Só depois de uma semana de sono medicado, os banhos, chás de ervas e a meditação começaram a ter efeito. Primeiro, precisei dormir, e depois, foi necessário reaprender como dormir melhor sem drogas".

Pergunte ao seu médico sobre os soníferos de efeito imediato, recém-chegados ao mercado. Estas drogas agem rapidamente no corpo e tendem a causar menos vertigem durante o dia. As drogas de efeito rápido parecem ser mais eficazes para pessoas com dificuldade de pegar no sono, mas como os efeitos duram aproximadamente quatro horas, elas também podem ser usadas se o problema for acordar no meio da noite e não conseguir voltar a dormir. Depois de algumas noites de sono reparador, você pode escolher métodos naturais para complementar o tratamento.

Use a menor dose eficaz apenas por um curto período e suspenda a droga gradualmente. Converse com um farmacêutico ou com um profissional de saúde antes de começar a tomar qualquer nova medicação.

Sono que entrelaça o fio emaranhado do desvelo,
A morte de cada dia da vida, doloroso banho do parto,
Bálsamo de mentes feridas, segunda grande passagem da natureza,
Principal provedor na festa da vida.

WILLIAM SHAKESPEARE

Conclusão: é hora de dar boa-noite

> *Abençoado aquele que primeiro inventou o sono! Ele protege o homem, os pensamentos e tudo, como uma capa; é carne para o faminto, bebida para o sedento, calor para quem sente frio, e frio para quem sente calor.*
>
> Miguel de Cervantes Saavedra

Numa tarde, na fila do café de uma livraria, escutei uma conversa interessante entre duas mulheres. Uma delas, que pediu um suco, perguntou para sua amiga: "Você não tem problemas para dormir? Porque não deixa de tomar este *expresso*?".

A amante do café respondeu: "Bem, como provavelmente não vou mesmo dormir esta noite, porque me privar de um de meus pequenos prazeres?" De fato, por quê?

Algumas vezes os distúrbios do sono são sintomas de questões subjacentes; outras vezes, alguns pequenos ajustes ajudam a recuperar o sono reparador. Por exemplo, quando um colega começou a ter insônia após uma mudança no trabalho, inferiu que o problema poderia indicar que a mudança na carreira tinha sido um erro.

Uma conversa revelou que ele realmente estava gostando da nova posição, mas que algumas circunstâncias importantes tinham mudado. Ele não estava apenas começando a trabalhar mais cedo todos os dias, mas também tinha mudado de um local bem iluminado para um porão escuro. A combinação de sedativos fitoterápicos e luz matinal o ajudaram a recuperar o padrão de sono satisfatório.

Para algumas pessoas, o déficit de sono turva o julgamento e exacerba os problemas. Isto ficou evidente na psicoterapia de uma cliente com ansiedade e insônia. Inicialmente a mulher tinha intenção de fazer uma grande mudança na vida, para aliviar seu nervosismo.

No entanto, depois de aprender algumas técnicas de relaxamento e seguir algumas diretrizes do sono, incluindo reservar um bom tempo para dormir, ela se sentiu aliviada e reavaliou sua atual situação. Depois de descansar adequadamente, já não acreditava na necessidade de tomar medidas drásticas, apesar de ainda desejar fazer algumas mudanças.

O sono por si só não resolve seus problemas, mas pode fornecer energia e novas perspectivas para encontrar soluções. O sono reparador cria os alicerces para uma vida física, psicológica e espiritual, saudáveis. As escolhas e mudanças que empreendemos podem afetar tremendamente nossa capacidade de dormir. Talvez seja necessário fazer sacrifícios, mas acredito que essas trocas valem o repouso e a renovação que irão trazer.

O que você precisa fazer para obter mais deste doce prazer? Como sua vida melhoraria se você dormisse mais e melhor? Pense nisso. Melhor ainda, use as sugestões deste livro e consulte seu travesseiro.

A todos, a cada um, uma boa noite! Bons sonhos e bom descanso!

SIR WALTER SCOTT

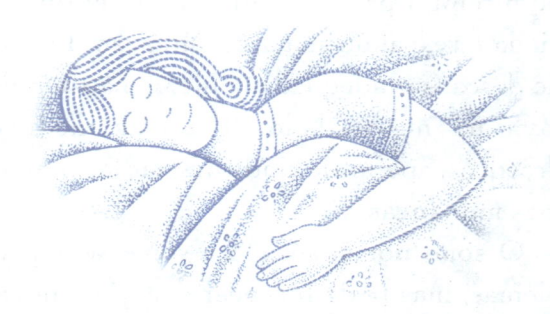